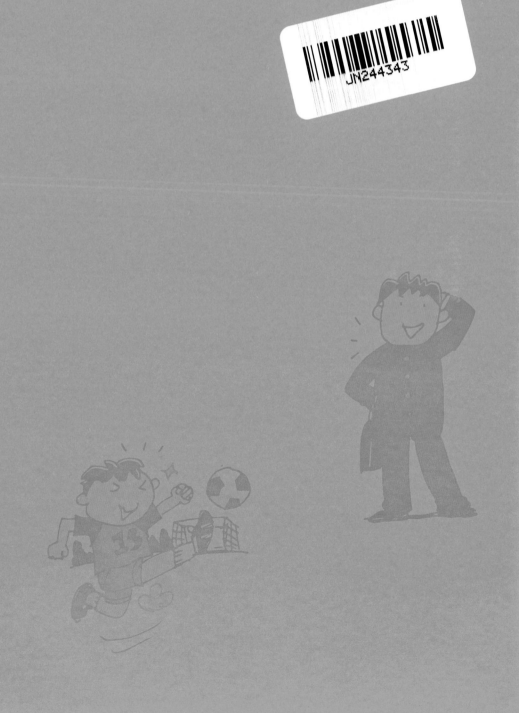
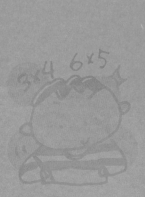

とじ込み付録

『歯並びの質問にわかりやすく答えられる **歯列の成長予測説明シート**』

[監修] 須貝昭弘

子どもの歯から大人の歯へ！
歯は、どうやって成長してい

Stage 1
乳歯列期
[2〜6歳頃]
歯と歯の間に隙間があれば安心

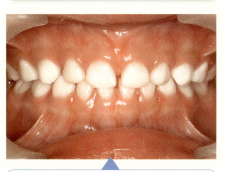

- 上下の前歯4本が接触する
- 噛んだ時に上の歯が下の歯を覆っている
- 歯並びの中心が合っている

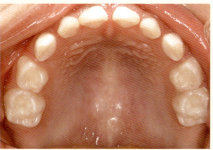

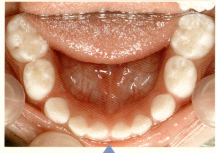

- 歯と歯の間に隙間がある

症例は3歳6ヵ月時。

Stage 2
第一大臼歯萌出期
[5〜7歳頃]
むし歯から守ることが大切

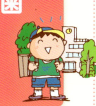

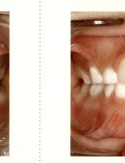

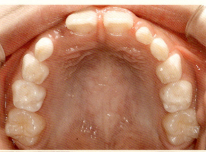

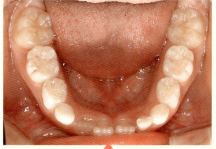

- 上下の前から5番目の歯の前後の位置関係が正しい
- 前から6番目の大人の歯が5番目の子どもの歯の後ろに生えている
- 歯がねじれて生えていない

症例は6歳6ヵ月時。

Sta
上下 交
[6〜1
この状態 「きれいな

- 上下の前
- 前から3
- 噛んだ時
- 歯並びの

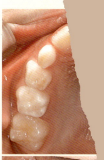

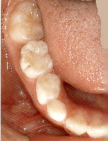

- 歯がねじれたりデ

症例は7歳4ヵ月時。

確認してみましょう！

れるかな？

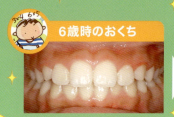
6歳時のおくち

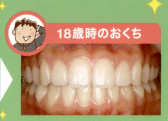
18歳時のおくち

治療を始めることで、将来の矯正治療の負担を
ることができる場合もあります。

※この後の生え変わりのタイミングなどにより、歯並びが乱れてしまう可能性もあります。また、すべての方がこのとおりになるわけではありません。詳しくは、歯科医師・歯科衛生士にご相談ください。

が る	上下の歯に 隙間がある	前歯の中心が 上下でズレる
上の歯は下の 。前歯の生え っ込んで生え	舌を前に出すくせがあると、上下の前歯の間にすき間ができてしまうことがあります。	上下で歯並びの中心がズレていることがあります。

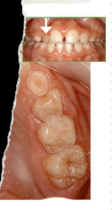

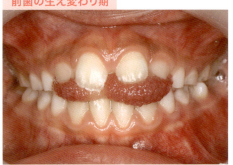
前歯の生え変わり期

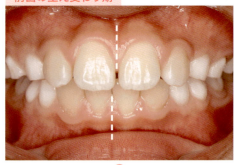
前歯の生え変わり期

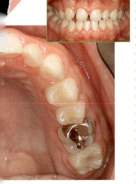

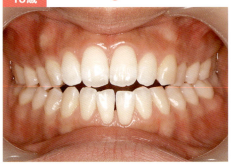
18歳

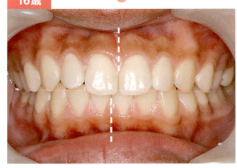
16歳

んで生えてきてしまい、
え変わってしまいまし

のみこむ時などに舌で前歯を押し出すくせがあり、口を閉じても上下の歯がかみ合わなくなってしまいました。

中心がズレています。くせやスペース不足が原因であることが多く、自然にはよくなりません。ズレたまま生え変わりが完了してしまいました。

『子どもたちの歯と歯列の成長を守るメインテナンス術』とじ込み付録　©クインテッセンス出版㈱

前歯の生え変わり時期を迎えたら
将来、きれいな歯ならびに

6歳臼歯に続いて、いよいよ大人の大きな前歯が生えてきました。いまはまだ、お子さんのお口の中には子どもの歯（乳歯）も混ざった状態ですが、将来、大人の歯（永久歯）が揃ったときに歯ならびが乱れてしまう場合上下の前歯が永久歯に生え変わるこのころに、すでにそのきざしが見えていることが多くあります。

＊お子さんの歯にこんなようすは見られませんか？＊

早めに
少なく

前歯がガタついている

永久歯は乳歯よりサイズが大きいため、スペースが足りずに並び切れない場合があります。

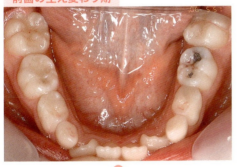
前歯の生え変わり期

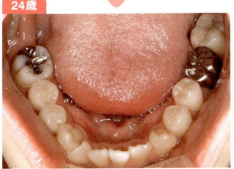
24歳

最初に生え変わる下の前歯の4本がきれいに並んでいません。このままの状態ですべての歯が生え変わってしまいました。

乳犬歯が先に抜けてしまった

前から3番目の歯（乳犬歯）は、本来、前歯の後に生え変わります。先に抜けてしまうと、この後に生えてくる犬歯や小臼歯が生えるスペースが足りなくなってしまいます。

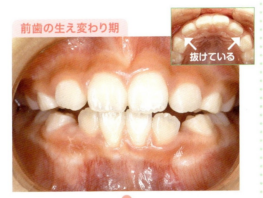
前歯の生え変わり期
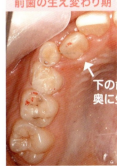
抜けている

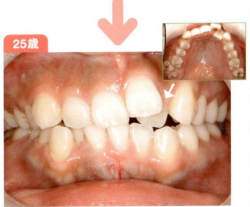
25歳

一見きれいに生えているように見えますが、大人の前歯が生えた時、すでに乳犬歯が抜けている状態でした。この後の永久歯が生えるスペースが足りなくなってしまいました。

上下の交差し

永久歯も、乳歯と同じ歯にかぶさるように変わりの時期に、下のてしまう場合があり

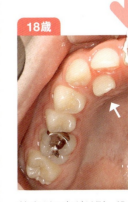
前歯の生え変わり期
下の
奥に

18歳

前歯が1本だけ引っ込
そのまま残りの歯も生
た。

子どもの歯（乳歯）は、どのように大人の歯（永久歯）へと成長していくのか、各ステージごとにみてみましょう。
きれいな歯並びをゲットできるポイントも、あわせてチェック！

Stage 4
側方歯交換期
［9〜12歳頃］
犬歯が生えてくる時に
前歯が乱れないことが大切

Stage 5
第二大臼歯萌出期
［11〜13歳頃］
噛んだ時に、横の歯がしっかり
噛み合っていることも重要

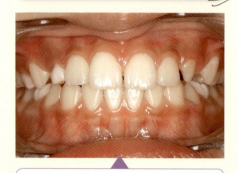

● 下の前歯がデコボコしていない

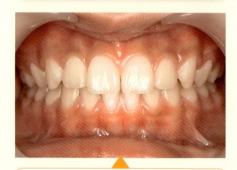

● 歯並びの中心が合っている

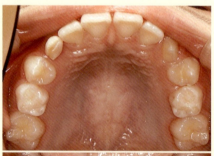

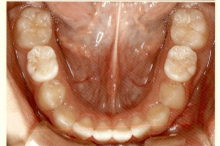

● 歯が生え変わるために必要な隙間が残っている
● 生えてくるのが遅い歯がない

症例は9歳10ヵ月時。

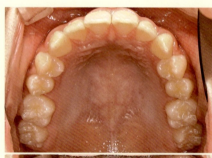

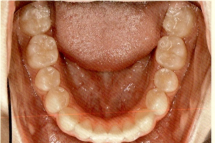

● 歯がねじれたりデコボコしていない

症例は11歳3ヵ月時。

『子どもたちの歯と歯列の成長を守るメインテナンス術』とじ込み付録　©クインテッセンス出版㈱

For Dental Hygienist

子どもたちの歯と歯列の成長を守るメインテナンス術

ゆるやかな指導で結果を出せる
精度の高いリスク管理

須貝昭弘 著

クインテッセンス出版株式会社　2018
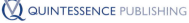
Berlin, Barcelona, Chicago, Istanbul, London, Milan, Moscow, New Delhi, Paris, Prague, São Paulo,
Seoul, Singapore, Tokyo, Warsaw

はじめに

ゆるメンテにたどり着いたわけ

保護者の期待に応えられるか

保護者であれば、子どもをむし歯のないきれいな歯並びにしたいと願うのは当然のことです。小さいときから歯科医院に連れて行けば、う蝕も歯列不正も予防できるのではないかと思われているご家庭は多いのですが、それを自信を持って引き受けられる歯科医院は少ないのではないでしょうか。

筆者の歯科医院でも、当初はあまり気にもかけずに子どもたちのメインテナンスを引き受けていました。しかし、保護者の期待に応えることのできない経験を多く重ね、もっと医院の能力を高めなければと努力をしてきました。同時に、どこまで子どもたちの生活に入り込み、管理していくのかについても試行錯誤を重ねてきました。

歯科医院は異常を見逃さず、家庭をフォローする

その結果、あまり厳しく管理してもお互いがきつくなると考えるようになり、患者さんの管理はゆるやかなぶん、歯科医院における精度の高いリスク管理で予防していく「ゆるメンテ」という形に落ち着き、ご家庭と歯科医院との関係がとても柔らかくなりました。現在では、「家庭ではこの程度やっておけばよい、あとは歯科医院にお願いする」という関係がとても居心地のよいものになっています。

当然、それでは物足りないご家庭も歯科医院もあることは承知しています。しかし、そんななかで「子どもたちをむし歯のないきれいな歯並びにする」という結果にこだわり、通院してくる多くの子どもたちの口腔内にその結果が出せるようになってきました。大切なことは、歯科衛生士を中心とした医院全体で子どもたちの初期う蝕を見逃さないこと、歯列不正が始まる芽を見逃さないこと、だと思

います。「むし歯も歯並びも同じ歯科医院で診てもらえる」ということは、子どもたちにとってとても都合の良いことなのです。

幸いにも、近年、子どもたちのう蝕予防は家庭内の生活習慣でかなりコントロールされてきていますので、医院側が注意しなければならないことはだいぶ限られ、それほど難しいことではなくなってきています。むしろ関心は歯列咬合に移ってきており、かかりつけ医ができる範囲のことはしっかり行っていかなければなりません。

一方、う蝕予防に比べて歯列咬合に関する知識はあまり浸透しておらず、乳歯列から生え替わりの段階で保護者は今の子どもの歯列咬合状態が正常なのかどうかを心配しています。このことについても正確なアドバイスができなければなりません。本書を通して、その「見逃さない眼」を身につけていただけることを願っています。

ゆるメンテの心得

とにかく"永く通ってくれること"が第一

歯科は、一人の患者さんが同じ医院に永くかかったり、家族単位でかかったりと他の科にはない特長があります。

患者さんが永く来院して、子どもの頃から成人になっていくまで口腔内を管理していくと、色々なことがわかってき

ます。自分の行った処置の善し悪しや、乳歯列の状態からどのような永久歯列になるのかや、習癖が歯列に与える影響の把握など、挙げれば切りがないほど多くのことを経験できます。

しかし、患者さんが永く通ってくれなければ、「その時」の状態しかわかりません。自分の行った処置の評価をすることができませんし、悪くなっていくきっかけを見逃してしまうことになります。

そのため筆者は、どんな形であれ、子どもたちが永く医院に通ってくれることがもっとも大切であり、そのために「ゆるメンテ」は有効であると考えています。

病気のサイズをコントロールする

世の中の健康ブームにはすさまじいものがあり、情報があふれています。患者さんも事前に多くの情報を得て来院されます。筆者は患者さんと永く付き合うためには「患者さんの病気サイズ」をコントロールすることが重要であると考えています。これは患者さんが自分の健康をどのように捉えているかということです。健康に対して神経質になりすぎている人もいれば、無頓着な人もいます。

つまり、患者さんの中には自分の病気を必要以上に重く捉えている方もいれば、まったく気にもとめず自己管理をしようとしない方もいるということです。口腔内のちょっとした変化など、あまり細かく色々なことを気にされても、改善するのが難しいことや、「甘味制限やブラッシングなどの自己管理ができなければ治療にならない」ということが生じる場合もあります。そのため、患者さんと永くかかわるのであれば、患者さんの病気や健康に対するサイズを適切な状態にコントロールすることが大切なのです。

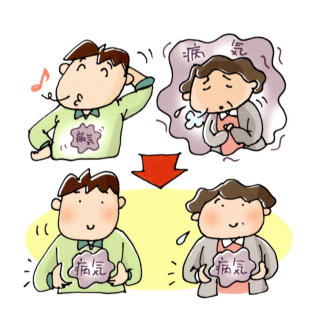

治療をする「子ども」の気持ちをおざなりにしない

子どもの病気や健康に対してとても神経質になっている保護者であれば医院側に対する要求も高くなるでしょうし、医院側がいろいろな課題を与えてもそれをしっかり履行してくることでしょう。しかし、お互いスキのない関係の中に身を置くことは、とても窮屈で居心地も悪いもので、その中心にいる子どもはどんな気持ちで通ってくるでしょうか。

治療前に契約書を取り交わし、お互いの責任範囲を決めてから治療をはじめれば自分の身を守ることはできるかもしれませんが、心が通わなければ意味がありません。そのような関係の患者さんばかりでは疲れてしまいます。

筆者の性格も多分に影響していますが、あまり窮屈な患者管理は行わず、治療の中心にいる子どもの気持ちを大切に考えています。その中で子どもたちが歯科医院に対して悪いイメージを持たず、来院するのが楽しみになってくれれば、永く通ってもらうことができるようになってきます。

子どもたちが歯科医院に気楽に通ってきながら、いつの間にかきれいな永久歯列になっていくというのが「ゆるメンテ」の理想です。

CONTENTS

はじめに ——— 2

Part 1
総論：結果にこだわる"ゆるメンテ"のルール

メインテナンス低迷時代からの脱却 ——— 8
メインテナンスに求められる条件とは？ ——— 12
患者さんに足りないところをカバーする！
「通いたいメインテナンス」5つのルール ——— 16

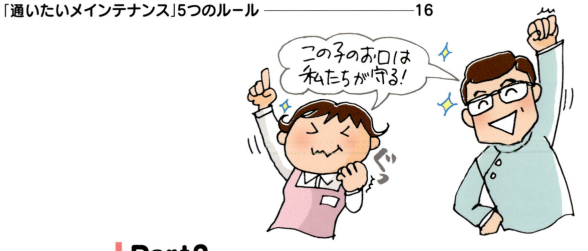

Part 2
う蝕編：確実な診査・診断・予防のテクニック

初期う蝕を見逃さない！
白・黒・グレーのスクリーニング精度を高めよう ——— 26
裂溝内部を攻略して裂溝う蝕を確実に防ぐ！ ——— 28
小学校高学年からは要注意　隣接面う蝕を確実に防ぐ！ ——— 36
from DH　リスクに合わせてメインテナンスを組み立てる ——— 44

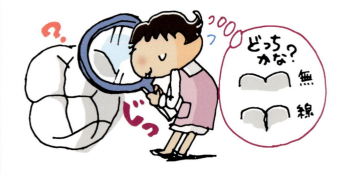

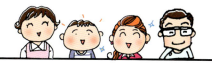
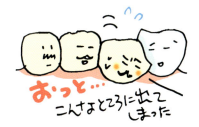

Part3
歯列編：不正咬合の芽を見逃さないテクニック

将来正常咬合になる歯列とは？ ——— 52
なぜ歯列が乱れていくのか？ ——— 56
成長ステージ別スクリーニングガイド ——— 64

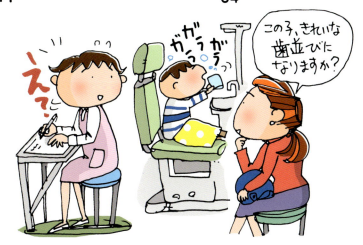

Case Report
ゆるメンテの実際

須貝流ゆるメンテ大公開 ——— 76

おわりに ——— 85
索引 ——— 86

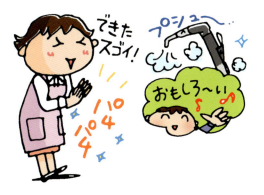

とじ込み付録
歯並びの質問にわかりやすく答えられる
歯列の成長予測説明シート

Part 1

総論
結果にこだわる"ゆるメンテ"のルール

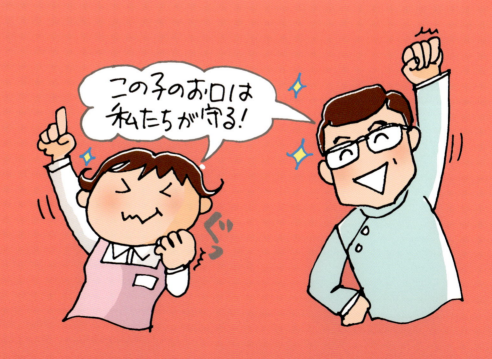

メインテナンス低迷時代からの脱却

　当院では、メインテナンスに取り組み始めたおよそ25年前に比べ、メインテナンス患者数は15倍をはるかに超え、モチベーションが高い患者さんが自然と集まるようになりました。「健全な口腔を守るために、患者さんができない部分は、管理を厳しくするのではなくて歯科医院でカバーする」という方針を掲げていますが、とくに重視するのは、「とにかく通い続けてもらえること」であると考えています。患者さんに求めないぶん、歯科医院側にはしっかりした管理能力が求められます。はじめに本パートでは、その取り組みから、メインテナンスに求められる条件と方法を示したいと思います。

過去 メインテナンス低迷時代

子どもたちであふれるにぎやかな診療室ではあったが……

　1988年に、縁もゆかりもなかった当地に「須貝歯科医院」は誕生しました。初代の歯科医だったため、資金もなく、古びたビルの2階の17坪のテナントで、1階には魚屋さんとスナックがあるという、今ではそんなところで開

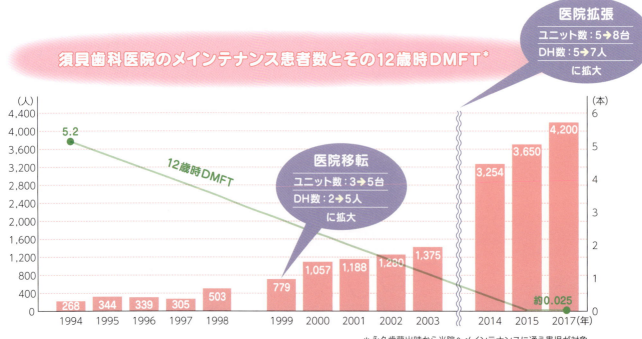

須貝歯科医院のメインテナンス患者数とその12歳時DMFT*

＊永久歯萌出時から当院へメインテナンスに通う患児が対象

業する先生はいないだろうというような環境でした。しかし当時は今ほど歯科医院の数は多くなく、すぐに多くの患者さんが来院するようになりました。子どもとのかかわりが好きだったこともあり、午後からの診療はまるで小児歯科のように子どもたちであふれていました。当時は治療主体の診療であり、乳歯にはコンポジットレジン充填、永久歯にはインレー修復と、子どもたちの口腔内には修復物が多くなっていきました。

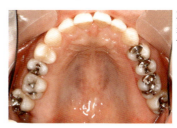
37歳男性の口腔内。8歳時から当院で診療しているが、修復物でいっぱいになってしまった。

笑顔の口腔内に見える多くの修復物に違和感

「メインテナンス」という概念はその頃からあり、治療が終了した子どもたちにもハガキを出していましたが、リコール率は高くはありませんでした。患者さんも多いので、それ自体はあまり気にしていませんでしたが、われわれを信頼して笑顔でやってくる子どもたちの口腔内に修復物が多くなっていくことはどうしても納得がいかなくなってきました。そこで、なぜリコール率が低いのかを検証してみることにしました。その理由は以下のようなものでした。

1.「定期健診」でなく「定期検診」だった

メインテナンスではう蝕があるかどうかを診査し、見つけては治療をするということの繰り返しだった

2. う蝕にならないようにする術を持っていなかった

3. 口腔内の状態がよい子どもにはやることがなく、口腔内を診て終わりになっていた

この結果として、患者さんにメインテナンスの効果を感じてもらうことができず、「定期的に通う価値はない」と判断されてしまったのでしょう。

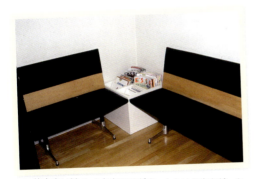
待合室は狭く、4人座るのがやっとという広さだった。

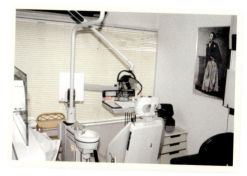
ユニットの横には大好きだった坂本龍馬の写真が。この写真を見た子どもたちは何を思っただろうか。

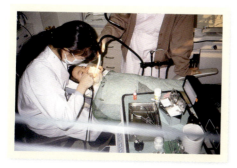
騒ぐ子どもはネットに入れて治療をすることもあった。

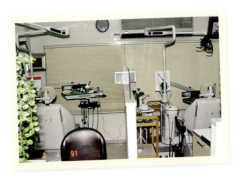
午後の診療ではユニット3台が子どもたちで埋め尽くされていた。

経過 定着までの取り組み

メインテナンスに通えばう蝕が防げる予防システムの構築

予防歯科先進国ではメインテナンス率はきわめて高く、子どもたちが定期的に歯科医院に健診に通うことがあたりまえという歯科事情は当時から伝わってきていました。われわれの現状との違いは、社会保険制度の違いはあるかもしれませんが、歯科医院側の「国民の歯を守る」という意識が違うこと、つまり歯科医院の対応の違いによるのだろうと考えました。

そこでまず、子どもたちやその保護者に、「定期的に歯科医院へ健診に通うことは"普通のこと"であり、何の痛みをともなうことでもなく、その結果むし歯の予防ができるのだ」とわかってもらうための取り組みを、ハードルの低いところから始めることにしました。

1. すべての子どもに同じ予防処置を行い、それが確実に効果が出るように、できるだけていねいに行うことにした

プラークが付着している歯にフッ化物塗布を行っても意味がないので、まずはPTCやPMTCを行った後に、フッ化物塗布を行った

2. メインテナンスにかかる30分の間、子どもが嫌がるようなことはせず、歯科医院が子どもたちに嫌なイメージとならないよう注意した

フッ化物製剤も、子どもたちが好きそうなフレーバーを個人輸入して用意し、子どもたちに好きな味のものを選ばせるようにした

3. 口腔内がきれいな場合は、よりていねいな予防処置を意識的に心がけることにした

通常のメインテナンスでは時間的にPTCまでしか行えないが、口腔内がきれいな子どもにはPMTCまで行い、より完璧を目指した

どれも今ではあたりまえのことですが、当時はそのような対応をする医院はほとんどありませんでした。

モチベーションの高い患者さんの期待に応えることで、モチベーションの高い患者さんが集まる

このような対応をするようになって、口腔内がきれいで、健康意識の高い家庭の子どもたちが多く来院するようになってきました。そういった家庭の母親は、地域でも子どもの教育や健康管理に熱心であることがママ友の中で知られていることが多かったりします。「あのうちの子が通っている歯科医院であれば安心」というような噂はあっという間に広がるもののようです。

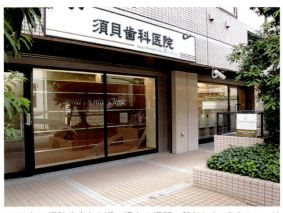

1999年に旧診療室から近い現在の場所へ移転した。東京のベッドタウンとして人気が高い川崎市の駅前にある。

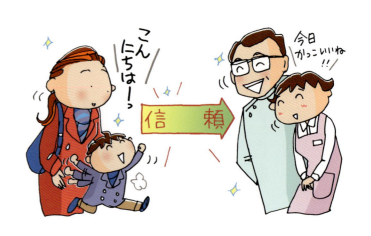

現在 さらなる精度向上へ

　メインテナンスがすっかり定着し、う蝕になることがきわめてまれになってきたため、メインテナンス患者数の推移も、12歳時のDMFTについても、医院として集計する意味を感じなくなり、特にデータを取らなくなってしまいました。ただし、永久歯萌出時から医院に通っている現在12歳児の子どもを調べてみると、どの子にもう蝕経験はなく、DMFTは限りなくゼロに近いといえます。

　これだけのメインテナンス患者さんが来院するというのは、患者さんがメインテナンスの内容と結果に満足していることの証になるのだと思います。しかし、これに慢心せず、「カリエスもペリオも見逃さないしっかりとしたメインテナンスの能力を高めていかなければならない」と、気を引き締めています。

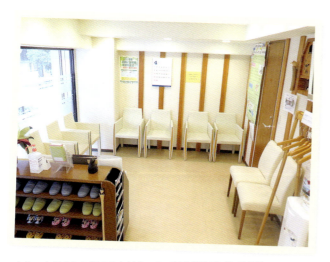

家族で来院される患者さんが多いので待合室も広くしてある。

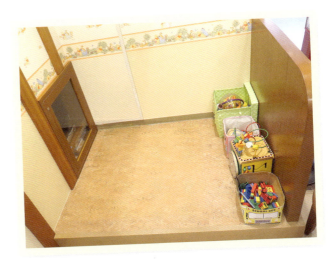

狭いスペースだが、子どもたちが遊べるキッズスペースも設けている。

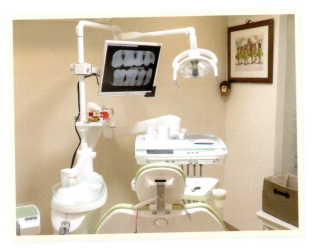

ユニット周りには人形を置くなどし、子どもたちがリラックスできるような雰囲気にしている。

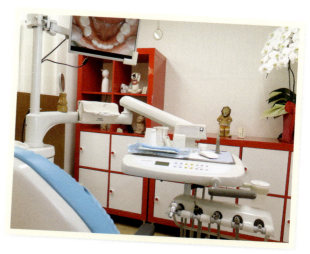

ユーモアのある人形やキャビネットの色彩などで明るい雰囲気にしている。

メインテナンスに求められる条件とは?

責任を持って結果を出す

現在では全国的に子どもたちのう蝕は減少してきており、以前のように「むし歯を治してほしい」というような主訴で来院する子どもは少なくなっています。当院でも、子どもたちのメインテナンスが定着してくると、医院に子どもたちを連れてくる保護者の願いが「子どもをむし歯のないきれいな歯並びにしてほしい」というように変化してきました。

しかし、そのような保護者の願いをわれわれは軽々しく請け負うことができるでしょうか。メインテナンスに通っ

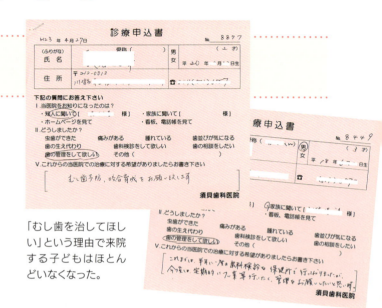

「むし歯を治してほしい」という理由で来院する子どもはほとんどいなくなった。

保護者の期待に応える方法を示し、**安心**させる

保護者の期待とは?

子どもの口腔内の問題に対して、プロからの説明で「大丈夫」という言葉に安心したい。そして、問題が起きないように防いでほしい。

問題の有無を確認してほしい

- むし歯になってないか?
- 歯並びは大丈夫か?
- 歯磨きはできているか?

むし歯を予防してほしい!

しっかりと情報提供して理解を得る

現状を把握してもらう

口腔内写真などの資料を用いて視覚的に伝える

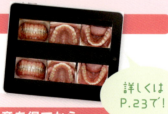

詳しくはP.23で!

処置は必ず保護者の同意を得てから

口頭で説明 + わかりやすくまとめたリーフレットでフォロー

- Dファインダーによるカリエスチェック
- 画像(口腔内写真・エックス線写真)による比較と診断
- 染め出しによる汚れのチェックとTBI
- フッ化物応用・サホライド・シーラント等の予防処置

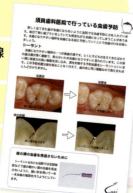

ている子どもたちの口腔内がきれいになっていくという結果が出なければ、それは医療として何の意味も持たず、子どもたちのメンテ率が高くなることは、カリエスフリーで健全歯列の子どもたちの数が増えることと比例していなければなりません。

実は、以前、メインテナンスを行ってきた子どもの第一大臼歯の大きなう蝕を見逃してしまったことがありました。後に隠れう蝕（Hidden Caries）として知られることになるタイプのう蝕の見逃しでした。そのようなことがあると、患者さんとの信頼関係は一気に崩れることになります。自分自身も、「う蝕も見つけられない歯科医院では、メインテナンスを請け負う資格はない」と落ち込みました。そのため、う蝕の診査については徹底して研究し、歯科衛生士にも繰り返し訓練を行って、「絶対に見逃さないように」と医院全体で努力しています。

ただし、う蝕の診査技術を向上させたとしても、「う蝕を作らせない」という結果がメンテ率の向上に直結するわけではありません。なぜならそれは、定期的なメインテナンスを行ってきた"結果"であるがゆえに、後から振り返って初めてわかることだからです。

まずは子どもと、子どもを歯科医院へ連れてくる保護者がどちらもメインテナンスに満足していなければ、継続的な来院は望めません。では、保護者と子どもに分けて、それぞれにとって「満足できるメインテナンス」を考えてみましょう。

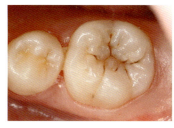
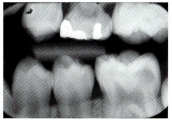
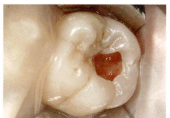

以前見逃してしまった大きなカリエス。視診だけで何の根拠もなく、問題なしと診断していたが、子どもが痛みを訴えたのでエックス線撮影をしたところ、大きなう蝕が隠れていた。

今後の予防とメインテナンスについて説明
リーフレットをもとに、患者さんにわかりやすく内容を伝える

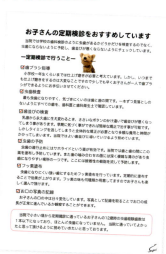

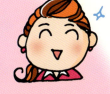

不安が解消され、「ここへ通わせておけば大丈夫」という安心を得ることができるため、メインテナンスに通わせたい！

子どもの抱えている不安を楽しさに変える

子どもが歯医者さんに行きたくないのは、不安があるから

歯医者さん怖い!

痛いかな……

何をするのかな……
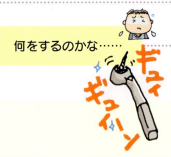

安心と楽しさのある場所にする
行きたいと思ってもらうために、治療過程をその子に合わせて対応する

歯科医院の雰囲気をよくする
- スタッフの声かけ
- 子ども向けの壁紙
- おもちゃの置物
など

詳しくはP.19で!

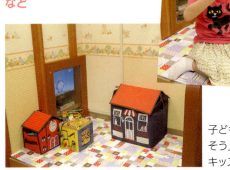
子どもが「楽しそう」と思えるキッズスペース

段階を踏んだ練習で無理なく慣れてもらう

Toll show do 法
（伝えて見せてからやる）

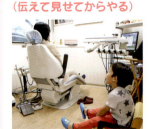
お母さんが子どものかわりに患者さん役になって、なにをするのかを見せている

ステップアップを褒める

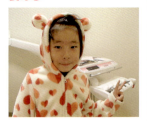
ささいなことでも褒めることで、前へ進めるようにする

　子どもを歯科医院へ連れてくる保護者は、「定期的に子どもを連れて行けば、健康な口腔を守ることができる」という"安心"を求めています。ただし保護者は、歯科医院で行われることのすべてを目で確かめて判断できるわけではありません。そのため、保護者にはわかりやすい説明が必要になります。一方、主体となる子どもが嫌がらずに通える場所であることも重要です。子どもとのコミュニケーションが大事なのはそのためです。

　つまり、①う蝕等を見逃さない確実な診査技術、②保護者へのわかりやすい説明、そして③子どもたちが楽しく通えるコミュニケーション、この3点がそろってこそ、患者さんが安心できる「通いたいメインテナンス」になると言えるでしょう。

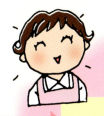

不安がなくなり、安心して通える歯医者さんになる！

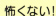 怖くない！

 痛くないね！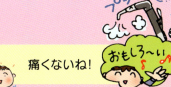

 大丈夫だった！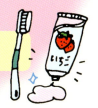

詳しくはP.24で！

お楽しみを用意する

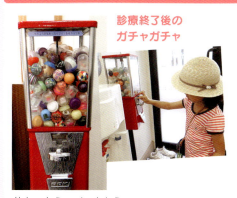

診療終了後のガチャガチャ
終わったらコインをもらってガチャガチャをまわすのがお楽しみ

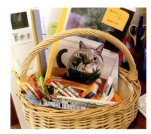

進級・進学祝い
毎年、3・4月には進級進学祝いを渡している

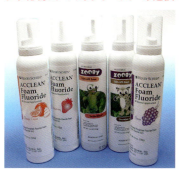

フッ化物ムースのフレーバーの選択
自分で好きな味を選ばせてもらえるのを楽しみにする子は多い

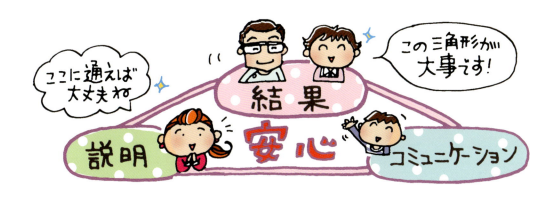

患者さんに足りないところをカバーする！
「通いたいメインテナンス」5つのルール

Rule 1 患者さんに完璧を求めない

　子どもたちをカリエスフリーにすることが大切とはいえ、すべての症例で上手くいくわけではありません。
　う蝕の発症は、食生活、ブラッシング習慣など、日常生活に起因することが多く、定期的なメインテナンスを続けるだけで予防できるものではありません。完全を目指すためには、徹底した生活習慣への介入が必要ですが、当院ではそれは行っていません。それは筆者自身が管理されることを好まないことが一番の理由かもしれませんが、そこまでしなくても、「足りない部分はこちらで補っていく」という姿勢が医院の基本方針にあるためです。

症例 1　管理しすぎない
DATA 初診時3歳、女子

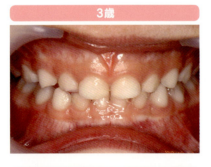
3歳

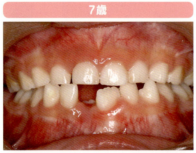
7歳

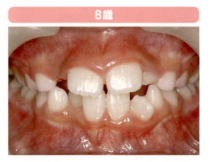
8歳

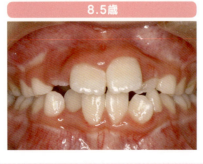
8.5歳

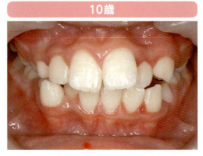
10歳

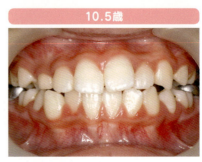
10.5歳

DH POINT　4ヵ月ごとにチェック

　試行錯誤の結果、乳歯と永久歯の初期う蝕の早期発見と、乳歯から永久歯への生え変わりによる歯列不正を防ぐためには最低でも4ヵ月ごとのチェックが必要と考え、基本的には小学生までは4ヵ月ごとのメインテナンスを行っています（中学生以降は6ヵ月ごと）。

　それぞれのリスクと、通院にかかる患者さんの負担を鑑みて、間隔を調整します。

須貝流　4ヵ月に1度はリコールはがき

4ヵ月に1度は必ずリコールはがきを送ります。はがきが届いたときに私たちの顔を思い出してもらえるように、手書きでコメントを書いています（図1）。

図1　リコールはがき

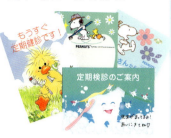

　メインテナンスに通っていても、残念ながらう蝕が発症してしまう子どももいます。何が原因なのかをお互い認識することは大切ですが、それを改善するかしないかは本人の問題なのです。できるだけの努力はしてもらいますが、強要はせず、私たちはできる限りの予防処置と初期の段階でのう蝕処置を粛々と行っていきます。

　もっとも重要なのは関係が途切れないことです。その子の能力に合わせた対応を行い、子どもと私たちとの関係が続いていけば、いつの日か本人が自覚し改善してくれる日が来るのです（症例1）。

ご家族3世代で通院。スペース不足のため、8歳より矯正治療を開始した。小さい頃はブラッシング状態が悪く、矯正治療中にはう蝕の危険もかなりあったが、あまり管理しすぎずに、足りない部分はこちらで補うという姿勢で対応していた。

12歳に矯正治療を終え、17歳頃から見違える程ブラッシングが良くなった。難関大に合格し、大学生になった現在では、とてもきれいな口腔内になっている。

12歳
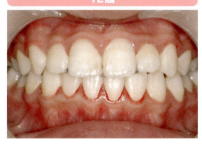

14歳
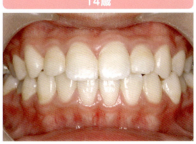

17歳
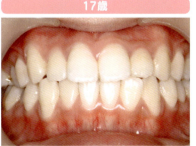

19歳
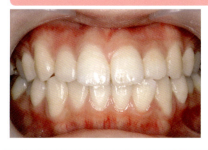
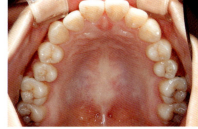
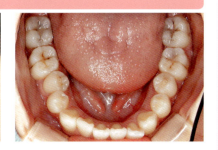

Rule 2 診療室で泣かせない

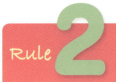

どんなにこちらが子どもたちに嫌なイメージを持たせないようにと思っても、なかなか上手くはいきません。子どもたちの性格はさまざまで、人見知りの子もいるし、泣き虫な子もいます。おとぎの国のような雰囲気を作りたいとも思いますが、小児歯科専門で開業しているわけでもないので、そうもいきません。

それでも泣かれてはまずいので、歯科衛生士にはなるべく泣かせないように柔軟に対応してもらっています。

DH POINT 泣かせないためのくふう

P.12〜15でご紹介したメンテに求められる条件をふまえ、初めて歯科医院に来院したお子さんが当院に慣れて診療が行えるようになるまでのステップを、以下のようにゆっくりと進めています。

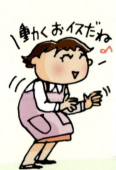

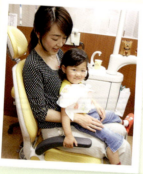

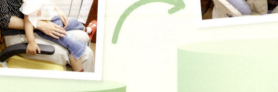

STEP 1
当院の環境に慣れる

1. ユニットに座れる（1人または保護者と一緒に座れる）
2. 口を開けて口腔内を見せてくれる
3. 歯磨きをさせてくれる
4. ユニットを倒せる

STEP 2
器材に慣れる

Tell show do法による器材を使ってのアプローチ：器材を見せたり触ってもらう

〈例〉
- エアーを手にかける
- ミラーを持ってもらう
- ポリッシングブラシを触ってもらう

歯科衛生士が主役

子どもたちのメインテナンスを担うのは歯科衛生士です。メインテナンスが上手く機能するかしないかは、歯科衛生士のスキルにかかっていると言っても過言ではありません（表1）。とにかく子どもたちは男性より女性に対して安心感を持ちやすいので、ファーストコンタクトは歯科衛生士が行い、慣れた頃を見計らって筆者が出て行くというパターンは変わりません。

また、異常を見逃さない眼はすぐに獲得できるものではありませんが、当院では、健診が終わった後で歯科医師がチェックし、ディスカッションを行いながらお互いの認識を共通のものにしていきます。歯科衛生士がチェックした部位を歯科医師が確認するということを繰り返すことで診査力を向上させています。歯科医師と共

このような場合に、筆者のようなおじさんが顔を出すことはまずく、まずは女性の歯科衛生士が優しく対応することです。残念なことですが、女性のほうが子どもには優しく感じられるようです。

> **須貝流 子どもとのコミュニケーションのポイント**
> ● マスクはしない
> ● 子どもと目線を合わせる
> ● 着ている服やアクセサリーを話題にする

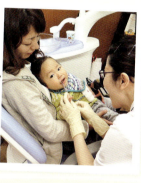
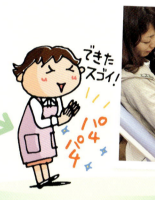

GOAL!!
おめでとう

STEP 3 最終段階
● 口腔内に器材での操作ができる
　〈例〉● Dファインダーによるカリエスチェック
● ポリッシング、サホライド、フッ化物塗布、シーラント等の予防処置ができる

> **須貝流 それでも泣いてしまうとき**
> まずは待合室やプレイコーナー（キッズルーム）で対応し（図2）、慣れてくればお母さんに抱っこしてもらいながらユニットに座ってみる、といったように、少しずつ進め、気長に対応します。けっして無理矢理には行わず、場に慣れてもらえるまで待ちます。

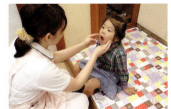

図2 プレイコーナーでの対応

同で行うこの過程を怠ってしまうと、変化に気付ける観察力を育むことができず、結果的に定期健診に通う子どもたちに迷惑がかかってしまいます（メインテナンスで初期う蝕を見逃さないためのくふうについては、Part2で詳しくお伝えします）。

表1　小児のメインテナンスで歯科衛生士に求められる2大スキル

う蝕を見逃さない診査力	モチベーションを上げる力
● 最終的な診断は歯科医師が行うものだが、診査は歯科衛生士が行う。 ● "あやしい"部分を歯科医師に伝えることのできる診査能力が必要。	● 子どもたちを「褒めて伸ばす」ことが基本。どんな時でも非難したり怒ったりせず、子どもたちが「また来てもいい」と思えるように、子どもや保護者が医院を出るときに不安や疑問を持ち帰ることのないようにする我慢強さと説明能力が必要。

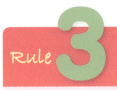
メニューは一人ひとりにカスタマイズ

当院で行っているメインテナンスのメニューは以下の通りですが、これらのメニューすべてを毎回行うわけではなく、その時々で、その子に必要なアイテムを選択して対応します。また、う蝕、歯列・咬合の診査は歯科医師が行います。

[時間配分の例]

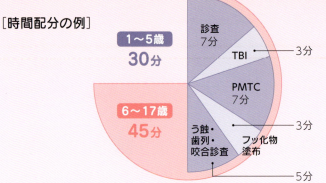

1 問診＋口腔内チェック

カルテとは別に、歯科衛生士用に、情報伝達するためのカルテを使用。生活習慣やブラッシングの回数などを保護者に確認し記入する。また、メンテごとに何がどこまでできたか、またできなかったかを記入し、次の担当歯科衛生士へ伝える。

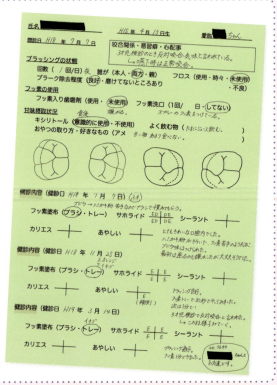

歯科衛生士カルテ

3 PMTC

ペリクルをはぎ取ってフッ化物を歯内に浸透させる。

プラーク除去

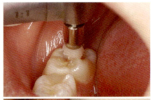
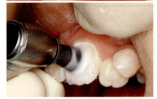

4 サホライド塗布

サホライド液歯科用（ビーブランド・メディコ-デンタル）をフロスに塗布して隣接面へ浸透させる。

フロスで隣接面に塗布

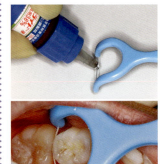

2 TBI

磨けていなかった子には、注意事項の説明用紙を渡す。磨けていない子どもへは染め出しを行う。結果は、保護者へのセルフケア指導に活かす。

染め出し前後の比較

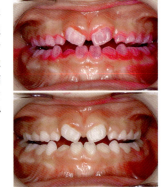

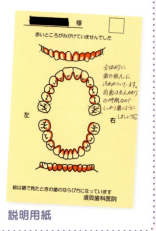

説明用紙

5 フッ化物塗布

トレーの1分間保持が難しい年齢では歯ブラシによる塗布を行う。

トレー法によるフッ化物塗布

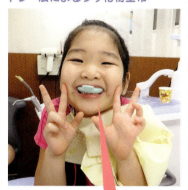

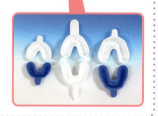

6 う蝕診査

Dファインダー（マニー）を使って、裂溝の初期う蝕を重点的にチェックする。

Dファインダーによるカリエスチェック

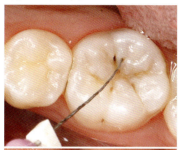

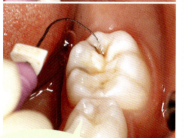

詳しくはPart2で！

7 シーラント充填

深い裂溝を見つけたら埋めるが、必要のないところには行わない（たとえば、浅い裂溝ではカリエスリスクが低いため行わない）。

シーラント処置

詳しくはPart2で！

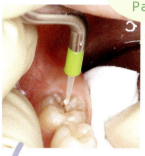

↓ 深い溝を埋めるイメージで

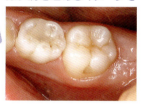

8 口腔内撮影

Rule4で説明します。

9 保護者への説明

Rule4で説明します。

DH POINT　できない部分をフォローし、できる子はより完璧を目指す

よくブラッシングができている子の場合は❶〜❾まですべて行えますが、そうでない場合はいくつかを選択することになります。TBIと予防処置のどちらを重視するかで時間配分は変わります。それに合わせて、その時々で❶〜❾の選択を変えて対応しています。

症例 2　セルフケアのカバーを重視　　DATA 7歳、男子

落ち着きがなく、ユニットに座ってもソワソワしつねにおしゃべりをしている。来院時は毎回、口腔内にプラークがべったりとついている。本人にTBIを行い、保護者にも口腔内写真を見せながら説明し、仕上げ磨きを勧めたものの、あまり意欲が見られなかった。

そのため、来院時はこちらでのケアに重点をおき、咬合面のプラークやう蝕に注意して予防処置を行うこととした。保護者には診察後、口腔内写真を見せながら、シーラントなど、行った予防処置の内容などについて説明した。

❶、❷、❸、❾ を選択

[メインテナンスの流れ]

染め出しを行い、汚れが残っている箇所を鏡で確認してもらう→口腔内写真撮影（保護者に見せ、仕上げ磨きを促す）→説明用紙（❷参照）に染め出し部位と注意事項を書き、保護者に渡す→普段の歯磨きをしてもらいながらTBI→仕上げにポリッシングを行い、汚れを除去。

次回、来院時にプラーク状態を確認し、予防処置（フッ化物塗布、サホライド塗布、シーラント充填）を行う。

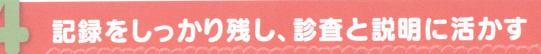

Rule 4 記録をしっかり残し、診査と説明に活かす

1）規格性のある口腔内写真

　当院では、必ず子どもたちの口腔内写真を撮影し保存しています。異常がなければ、年に1回撮影します。これは開業当時のフィルム時代から続けていることですが、デジタルとなった現在では撮影も保存も見せることも随分と簡単になりました。

　撮影はほとんど歯科衛生士が行いますが、その規格性などクオリティーにはこだわっています。子どもたちの口腔内の変化はダイナミックであり、特に永久歯への交換期には来院ごとに口腔内が変化しています。クオリティーの高い規格性のある口腔内写真を保存することは、変化の異常を見逃さないためにとても重要です。

　また、保護者や子どもたちに伝える際にも役に立ちます。撮影した写真は必ず子どもたち本人に見せ、時々は印刷して渡すなど、積極的に子どもや保護者に見せて小さい頃からの変化を確認してもらいます。順調であれば問題ありませんし、少し悪いほうに向かっているのであれば対策を教えることになります。それでもつねに希望の持てないような説明にならないことを心がけています。

　また、データが医院に残っていることは「しっかり管理してもらっている」という意識づけになり、メインテナンスを続けるモチベーションにもなっていると感じています。

2）歯科衛生士カルテ

　もう1つのデータは歯科衛生士用のカルテです（前ページ❶参照）。これは、スタッフ用のデータとして注意しなければならない部分の確認や、子どもや保護者への対応に役立てています。

 DH POINT 歯列などの経過を見るための記録として

　乳歯と永久歯の萌出状況の変化があるときにも口腔内写真を撮影し、過去の口腔内と比較し成長過程を説明しています（図5）。また、口腔内のプラーク状態を染め出ししたものも撮影し、本人と保護者に見てもらうことでTBIと今後の改善に活かします。

図5 混合歯列期の経時的な変化

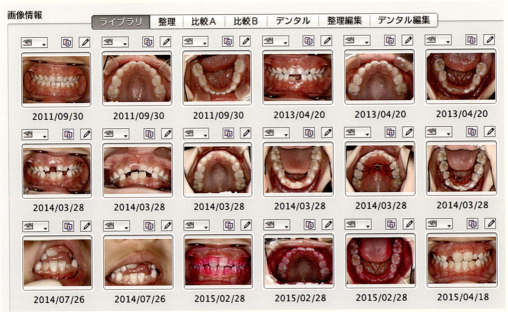

DentalX（プラネット）を用いて、時系列での管理、経過を追えるようにしている。

図3 口腔内写真撮影

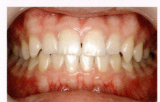
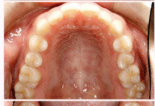
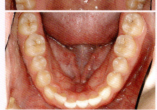
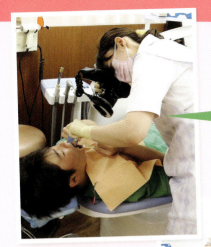

記録としての価値があるように、器具を上手に使用して規格性のある写真を撮影する。

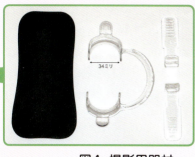

図4 撮影用器材

口角鉤は透明で見えやすいもので、子ども用の幅34ミリのものを使用している。

DH POINT 説明用の資料として

図6は拡大床による矯正治療中の患者さんですが、タブレット（iPad）に、過去の口腔内写真と現在の口腔内写真とを並べて保護者へ示し、歯列が広がっているかどうかを説明します。その後、改善した典型例と比較し、時系列ごとに見せて説明しています。

図6 データを利用した保護者への説明例

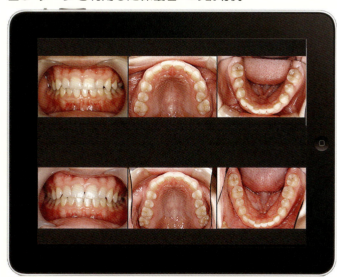

上段：2013年。⎿7が萌出中で、⎿4 5 6の隣接には空隙がある。
下段：2015年。7⏋7⎿も完全に萌出し、⎿4 5 6の空隙も閉鎖し、きれいな歯列になった。
TBIでは、軽度の叢生がある3⏋⎿3および捻転している⎿5はカリエスリスクが高いため、プラークコントロールに気をつけるように写真を見せながら指導した。また、臼歯歯間部の黒変は幼少期に塗布したサホライドによるもので、う蝕ではないと保護者に説明している。

須貝流　締めは明るく

現状が最悪だと思われるのを避けるため、マイナス面だけを伝えないこと。希望を持ってもらえるように、話の最後は明るく締め、患者さんに安心してもらえるようにしています。

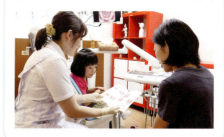

Rule 5 お楽しみを用意する

子どもにとってお楽しみの要素を少し加えるだけで、歯科医院がぐっと魅力的なものになるようです。「歯科医院は楽しいところ」と思ってもらうための方法の1つとして、子どものモチベーションアップに使います(図7〜9)。

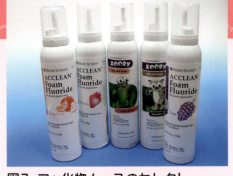

図7 フッ化物ムースのセレクト
アメリカから個人輸入した小児用フッ化物ムース。5種類のフレーバーから子ども自身に好きなものを選ばせる。

須貝流　メインテナンスになかなか来ない子がいたら

メインテナンスが途切れがちな場合には、以下のような対応を行っています。重要なのは、こちらの理想を押しつけず、患者さんがいつでも来やすい環境を心がけることです。子どもの意志を大切にすることは、見捨てることではありません。

- 久々に来院しても、気軽に声をかける
- 拡大床を使用中の場合、子ども自身が口腔内の状態に興味を持って管理できるよう、カレンダーの拡大ネジを回す日にシールを貼る
- 「よくきたね！」「またいつでもおいで」と声をかける

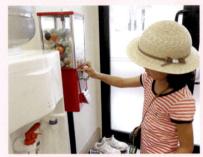

図8 ごほうびの"ガチャガチャ"
診療終了後、コインをもらって1回まわせる。

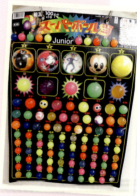

"あたり"はスーパーボール！

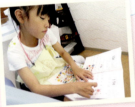

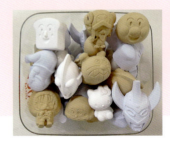

図9 石膏人形のプレゼント
模型製作時に余った石膏で作った人形をプレゼントしている。

こんな時どうする 臨床Q&A

Q チームで方向性を統一するには、どうしたらいいですか？

A 毎日の臨床で、どのような治療方針で診療を行っているかを肌で感じてもらっているので、それほど徹底した教育は行っていません。ひとつ、お願いしていることをあげるとすれば、筆者の講演を聴いてもらったり発表論文などに目を通してもらい、筆者がどのようなことを考えて診療を行っているかを勉強し、共有してもらっています。

また、月に一度、診療時間を1時間早く終了して全体ミーティングを行っており、異なる職種のスタッフがそれぞれの立場から気になっていることやシステム的な改善点などを話し合います。それとは別に、月に一度診療後に歯科衛生士（現在7名）の勉強会を行っており、症例発表や講演会の出席報告、テクニック的な実習、筆者や歯科医師からの講習などで知識の共有化を図っています。また定期健診の内容や注意事項についてはその都度先輩歯科衛生士から指導を受けて勉強してもらっています。院内では、基本的に患者さんに対してもスタッフに対しても「褒めて育てる」をモットーにしています。

Part 2

う蝕編

確実な診査・診断・予防のテクニック

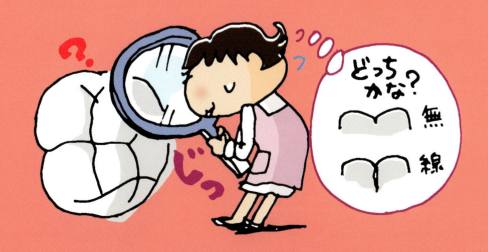

初期う蝕を見逃さない！
白・黒・グレーの スクリーニング精度を高めよう

異常の見逃しはあってはならない

なるべく初期の段階でう蝕を発見する

　う蝕が象牙質にまで進めば、もはや再石灰化は望めません。そうならないように予防していくのが、子どもたちをメインテナンスしていくうえでの最大の目標であると言っても過言ではありません。
　エナメル質は再石灰化する可能性が高いと考えられますが、残念ながら脱灰の勢いのほうが上回って、象牙質う蝕に進行してしまうことも多くあります。再石灰化が望めなくなった初期う蝕の段階で、それを発見し、対応していくことが重要です。象牙質まで進行したう蝕を見逃して深在性のう蝕にしてしまうと、治療も複雑になり、その予後も心配になります。なるべく初期の段階で発見し、簡単な治療で済ませることが大切です。

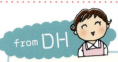

from DH
　メインテナンスでう蝕を見逃すことは、今まで通ってもらった医院のイメージをマイナスにしてしまうという重い責任があります。また、これまで院長をはじめスタッフみんなで築いてきた信用にも影響します。だからこそ、歯科衛生士にはう蝕を見逃さないスキルを身につける必要があるのです。

ポイントは裂溝う蝕と隣接面う蝕

　子どもたちのう蝕の好発部位は小窩裂溝と隣接面です。また、初期う蝕の判断が難しい（グレーに分類されやすい）のも同部です。
　小窩裂溝は、視診では裂溝の入口の部分しか確認できず、裂溝内部のリスクを把握できないという形態的な特徴があります。また臼歯部隣接面も、ひとたびエナメル質のコンタクトポイントから脱灰が始まると、再石灰化は難しくなります。エナメル質の厚みも咬合面に比較して薄いため、象牙質まで及ぶと急速に放射線状に進行します。特に象牙質の変色が確認しづらい永久歯では、視診での確認は困難です。そのため、永久歯の生え揃った10代半ば以降、見逃すリスクが上昇します。小窩裂溝と隣接面、それぞれに注意しなければならない点があるので、まずは次ページから裂溝う蝕について、P.36からは隣接面う蝕について説明していきたいと思います。

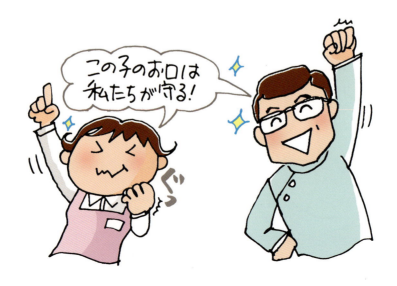

3種類のスクリーニング

> 歯科医師が診る前に歯科衛生士が
> スクリーニングを行うことで、時間の短縮とともに、
> リスク管理の精度も高めることができるでしょう。

う蝕かどうかを最終的に診断するのは歯科医師の仕事ですが、子どもたちのメインテナンスの時間のほとんどにかかわるのは歯科衛生士です。その時間の中で、白・黒・グレーの3種類にスクリーニングできる「う蝕を見る眼」をつけたいものです。

白 完全にOK

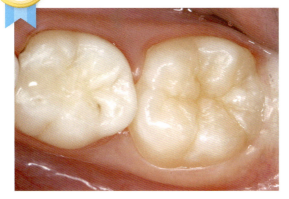

6̲ の小窩裂溝には着色もなく、裂溝底部も確認できる。う蝕の可能性はこの段階ではまったくないと判断。

黒 完全にう蝕

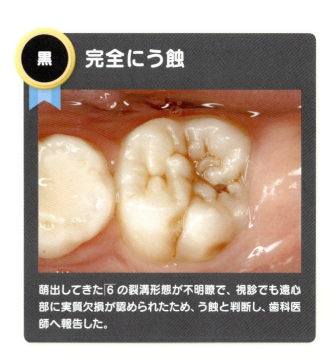

萌出してきた 6̲ の裂溝形態が不明瞭で、視診でも遠心部に実質欠損が認められたため、う蝕と判断し、歯科医師へ報告した。

グレー あやしい

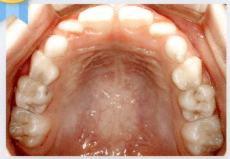

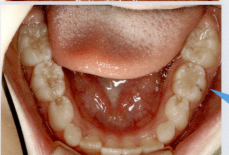

裂溝の着色

同じように見える大臼歯裂溝の着色だが、切削してみると裂溝内部のようすは異なっている。
基本的にDファインダーによる触診で、深さ、硬さを確認し、判断している（詳細は後述）。

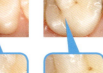
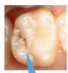

ただの着色　エナメル質う蝕　象牙質う蝕

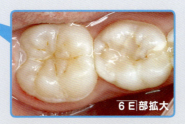

6 E̲部拡大

E|E / 6 E|E 6 咬合面がDファインダーでの触診でひっかかりがあり、カリエスリスクが高いと判断し、あやしい部位として歯科医師へ報告。

歯科医師の診断の結果、E|E / ー は問題なし。6 E|E 6 は裂溝が複雑で深さもあったためシーラントを行った。

裂溝内部を攻略して裂溝う蝕を確実に防ぐ！

裂溝内部を把握できるかどうかが、裂溝う蝕を防ぐカギ

見た目は同じでも、内部はまるで違う裂溝

小窩裂溝はう蝕を見逃しやすい部分ですので、その特徴を知っておく必要があります。小窩裂溝の断面を見るとYの字になっていることがわかります。このYの字のVの部分は視診でわかりそうですが、Iの部分はわかりそうにありません（図1、2）。裂溝内部は口腔内で確認することが難しいですが、う蝕の多発するこの部分の状態を把握できなければ、う蝕を見逃すリスクを減らすことができません。

図1 どちらも似たような裂溝に見えるが、実は……

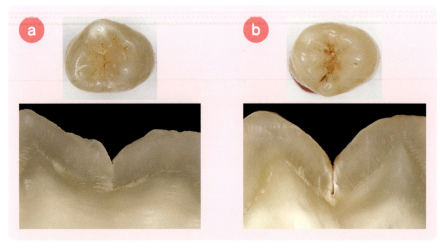

ⓐとⓑは、口腔内では同じように見えるが、実はⓑは視診で確認できる裂溝底部の下に幅の狭い切れ込みがあり、リスクが高い形態をしている。

図2 小窩裂溝断面で見る2つの裂溝底部

明らかな欠損があったり、裂溝周囲にエナメル質の脱灰部分が白く透けて見えるようであれば内部にう蝕が進行している可能性が高いが、視診ではVの部分しか把握できない。

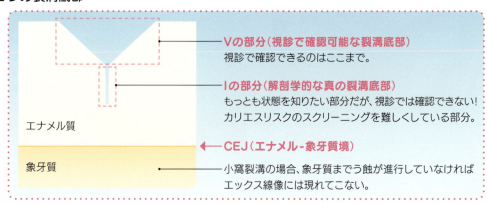

- **Vの部分（視診で確認可能な裂溝底部）**
  視診で確認できるのはここまで。
- **Iの部分（解剖学的な真の裂溝底部）**
  もっとも状態を知りたい部分だが、視診では確認できない！カリエスリスクのスクリーニングを難しくしている部分。
- ← **CEJ（エナメル-象牙質境）**
  小窩裂溝の場合、象牙質までう蝕が進行していなければエックス線像には現れてこない。

エナメル質

象牙質

タイプごとに異なるリスク

小窩裂溝は主に4つのタイプに分けられます。切断面を見ると、同じ小窩裂溝であってもその形態はさまざまで、それによってう蝕リスク、う蝕を見逃すリスクが違ってくることがわかります(図3)。

いま自分の診ている小窩裂溝の中がどうなっているのかをイメージするには、どうしたらよいのでしょうか？

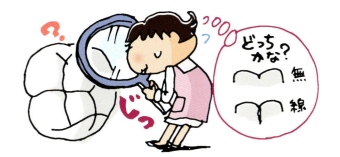

図3 裂溝形態の4つのタイプ

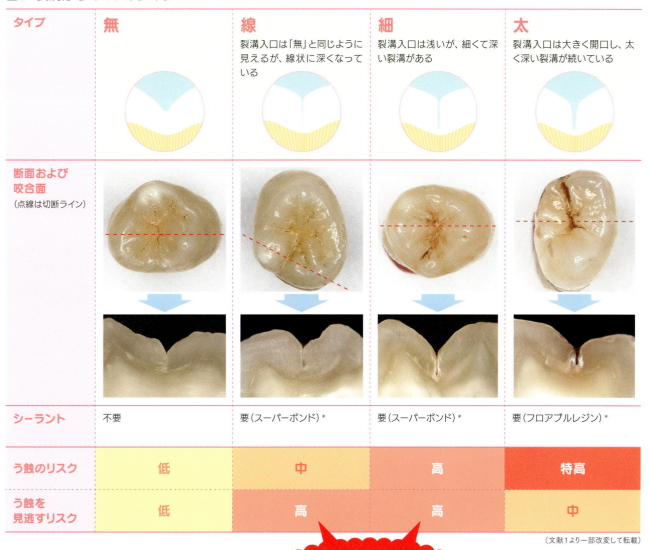

（文献1より一部改変して転載）

注意！
視診で確認できる裂溝底部よりも下にまだ裂溝が続いている！

＊対象歯とその萌出状況により、他の材料を選択する場合もある（詳しくはP.33参照）。

STEP1 裂溝内部の診査＆スクリーニング

裂溝内部の触診でう蝕をチェック

小窩裂溝は入口が狭く、う蝕が裂溝の中で広がっていることがあるため、先端の太い探針での判断は難しいです。そこで登場するのが根管治療用の細いファイルです（図4、5）。

裂溝内部（小窩裂溝のIの字の部分）が浅いのか深いのか、幅が狭いのか広いのかの違いを感じとることで、その小窩裂溝がどのタイプなのか（カリエスリスクの判断）、またう蝕になっていないかの判断につなげます。歯科衛生士が歯周組織を診査する際にプロービングは欠かせませんが、経験を積んでいくと、プロービングデプスだけでなく歯根面の状態も感じとれるようになります。それと同じように、当院では子どもたちの臼歯部小窩裂溝に対してDファインダーを用いて裂溝を診査し、その中の状態を把握するようにしているのです。

小窩裂溝内に診査器具を挿入することに異議を訴える意見もありますが、それを行わないで象牙質う蝕を見逃してしまうことのほうが、子どもたちへのダメージが大きいと考えています。

Dファインダーによる触診では、「深さ」と「尖端に感じる硬さ」で診査とスクリーニングを行います。歯科衛生士が迷う部分がわかりやすいよう、診査、スクリーニングと処置に分けて以下に説明します。診断処置に関しては歯科医師の責任になるので、十分に診断基準のすりあわせをしておかなければなりません。

須貝流 Dファインダーによる診査

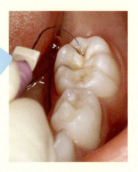

図4 DファインダーNo.10（マニー）
根管治療用の21mmのもの。刃が切っていないため、裂溝内を傷つけることが少ない。当院では、臼歯部に使用しやすいよう、カーブを与えて使用している。

はっきりわかるのは、明らかに裂溝がない「無」のタイプのほか、「細」「太」の形態です。また、尖端の硬さでは、軟らかいもの、硬いものははっきりわかります。

診査に悩むのは、裂溝形態が「無」か「線」か迷う場合、尖端が硬いのか軟らかいのかはっきりしない場合です（表1）。

図5 う蝕歯における、Dファインダーと探針による診査の違い

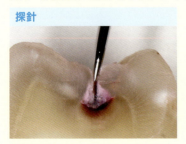

探針で触れられるのは入口の部分（Yの字のVの部分）だけ。

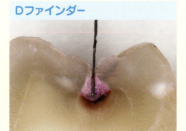

細いDファインダーは、裂溝内部に触れることができる。

表1 Dファインダーによる裂溝形態の診査難易度

裂溝形態のタイプ	診査の難易度
無	わかりやすいものと、「線」と判断が迷うものがある
線	「無」と判断が難しい
細 / 太	わかりやすい

須貝流 Dファインダー によるスクリーニング

　大臼歯のエナメル質の厚みは2mm程度ですので、Dファインダーが2mm以上入るようであれば、象牙質までう蝕が進行している目安になります。また健全なエナメル質であれば、Dファインダーの尖端にかなりの硬さを感じますので、う蝕でない可能性が高くなります。

　迷うのは、2mm入るか入らないかの深さで、尖端が軟らかいのか軟らかくないのか判断がつかない時です。そのような時には「グレー」として、歯科医師に判断を求めればよいのです。多くの患者さんで経験を積みながら、自分と歯科医師との感覚の差を縮めていけば、スクリーニングの精度が高まっていきます。

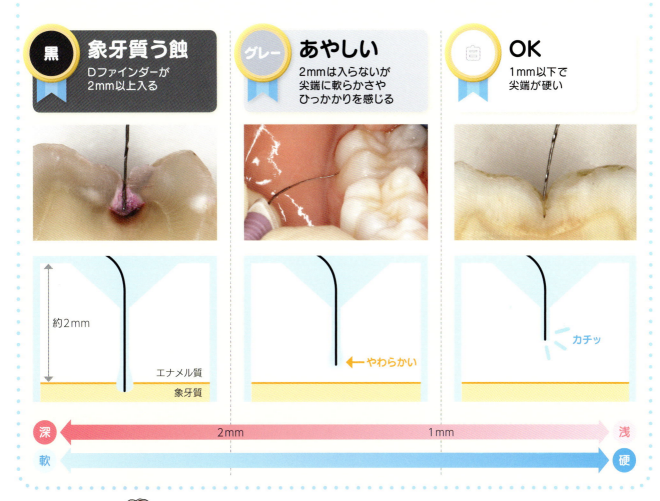

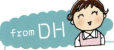

Dファインダーによる触診には経験が必要

　溝の幅や深さには個人差があり、その子それぞれで異なるため、スクリーニングにおいて絶対的な基準を言葉で伝えるのは難しいです。実際に行ってみないとわからないので、多くの症例で経験を積み重ね、歯科医師の診断を仰ぎながら、感覚を極めていくしかありません。

　初めてDファインダーを持った頃は、「Dファインダーが入らなければ白、穴が開いていれば黒、少しでもひっかかったらグレー」としか判断できませんでした。確実な判断（スクリーニング）ができるようになったのは3年目くらいからだったかもしれません。指先の感触でその裂溝（底）が「深いか浅いか」「軟らかいか硬いか」がわかるようになってくると、グレーの範囲を狭めていくことができます。

　また、Dファインダーの器具管理も大切です。先端が折れていると正確な探知ができません。

STEP2 小窩裂溝のう蝕予防処置 ―シーラント―

シーラントをする？しない？

診査とスクリーニングの結果をふまえ、歯科衛生士にはシーラントを行うかどうかの判断が求められます。裂溝形態が「無」以外で、尖端が硬く、う蝕でなければシーラントをします。それ以外は歯科医師の指示を受けます。

裂溝断面の「無」と「線」は区別が難しく、完全に「無」と判定できない場合には、シーラントの対象としています。シーラントを行うかどうかについては歯科衛生士に判断してもらっていますが、適応歯の選択やタイミングなどについてはまだまだ筆者の判断と一致するところまではいっておらず、なかなか難しいようです。

やり方を間違えなければシーラントがムダになることはほとんどありませんが、裂溝のVの字の部分を大きく覆ってしまうと、う蝕を誘発してマイナスになってしまいます（P.34 図12参照）。そういう失敗がないようにだけは注意してもらっています。

その裂溝に最適なシーラント材を選択

シーラントを行うと判断した場合、裂溝形態などに合わせてスーパーボンド（サンメディカル）、フッ素徐放性光硬化型グラスアイオノマーセメント、またはフロアブルレジンを使用しています。

「細」「線」へのシーラント

「細」や「線」の裂溝に対してはスーパーボンドを使用しています（図6）。スーパーボンドはフィラーを含まないので、余剰な部分は咬耗してなくなるところがメリットです。

「太」へのシーラント

「太」の裂溝に対しては、咬合力に耐えられる硬さが必要という考えから、フロアブルレジンを使用しています（図7）。ノズルはできるだけ細い裂溝の中に挿入できるものを選択します。

歯科衛生士が悩むのは、う蝕がなく、裂溝のタイプが「細」か「太」かあいまいな場合に、シーラント材としてスーパーボンドとフロアブルレジンのどちらを使用するかです。この場合も歯科医師に指示を仰ぎます（図8）。

図6、7 裂溝形態のタイプとシーラント材の組み合わせ

細・線 ➡ スーパーボンド

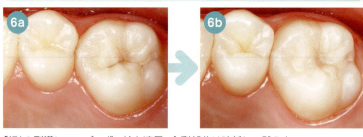

「細」の裂溝にスーパーボンドを適用。余剰部分は咬耗して残らない。

太 ➡ フロアブルレジン

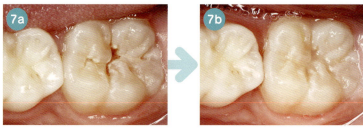

「太」の裂溝へ耐久性のあるフロアブルレジンを適用。

図8 シーラント材の選択

裂溝のタイプが「無」以外では、シーラントを検討する。口腔内の状態やリスクを判断し、適切なシーラント材を選択する。

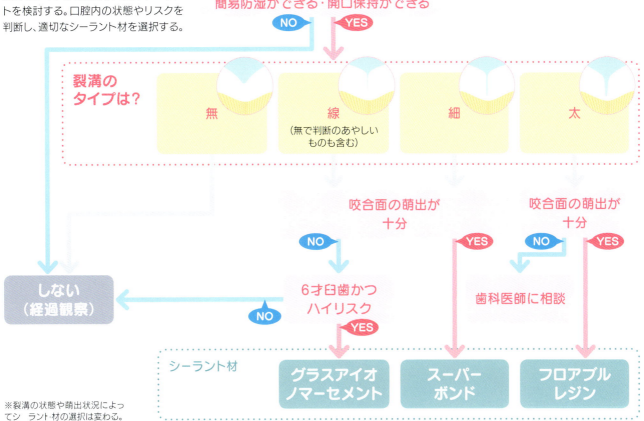

※裂溝の状態や萌出状況によってシーラント材の選択は変わる。

須貝流 スーパーボンドによるシーラント

　スーパーボンド（図9）は流動性がよく、細かい裂溝に浸透します（図10）。簡易防湿ができ、咬合面の萌出が十分で、操作中、子どもが口を開けていられるという条件を満たす場合は、裂溝内部への浸透性が高いスーパーボンドの使用が好ましいでしょう。

　それが無理で、なおかつリスクが高い場合には、アイオノマーセメントを選択することになります。

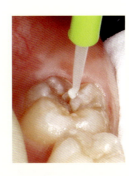

図9 スーパーボンド
（サンメディカル）

接着を確実にするために、エナメル質はリン酸エッチングする。また、細かい裂溝に適した大きさの筆先（ディスポチップ筆積S（緑）／サンメディカル）を使用している。

図10 スーパーボンドによるシーラントの浸透度実験

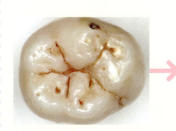 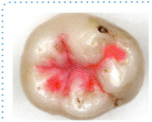 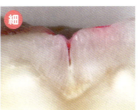 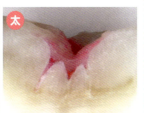

スーパーボンドの浸透度がわかりやすいよう、染色液を混ぜて実験した。裂溝の太さにかかわらず浸透していることがわかる。

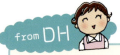

シーラント処置では何に気をつける？

シーラントを行う前に必ず清掃し、プラークを除去してから唾液を排除して、裂溝のみ填塞します。この時、裂溝のIの部分に浸透させたいので、裂溝のラインに沿って薄く流します。

シーラントの経過が良好な場合は裂溝のIの部分とVの部分の入口だけにシーラント材が残ります（図11）。逆に、接着が不十分な状態で咬合面にべったりシーラントがのってしまうと、その下の裂溝がう蝕になってしまいます（図12）。これがシーラントでもっとも起きてほしくない失敗です。そのため、接着力が弱い材料、硬すぎる材料、流動性の悪い材料などをべったり塗りつけてはいけません。

途中で寝てしまう子には、開口器を使用したり、指で押さえたりしています。また、唾液が多い子や、なかなかできない子には、歯科医師と連携して行います。

図11、12　シーラント良否の見分け方

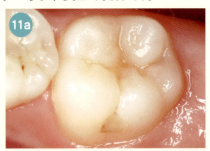
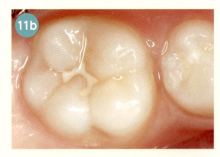

分量の目安は「付いているかいないかわからない程度」で、Dファインダーは入らない状態。シーラントを行った後は、メインテナンス時に必ずそれを確認する。

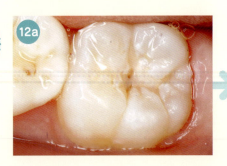
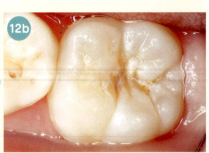

べったり盛られたシーラント（図12a）を除去すると、裂溝う蝕が現れた（図12b）。

説明はどう行う？

お子さんには、使うものを見せて声かけをしながら処置をします。ただし、シーラント材にはすっぱい味の刺激があるので、なるべく早く終わらせましょう。また、保護者へは説明用紙（図13）を渡し、「汚れが入ってむし歯にならないように」と説明しています。

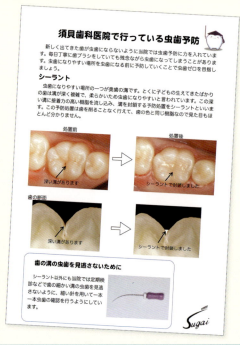

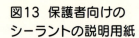

図13　保護者向けのシーラントの説明用紙

症例 1 「グレー」でアイオノマーセメントを選択

DATA 14歳、女子

7⏋の裂溝が深く、カリエスリスクが高いと診断された。しかし、萌出中のため、スーパーボンドではなく、簡易防湿下でフッ素徐放性光硬化型グラスアイオノマーセメント（フジIX/ジーシー）を用いて充填した。

図14 萌出が完了していないため、スーパーボンドは適用しない

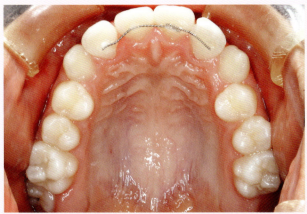
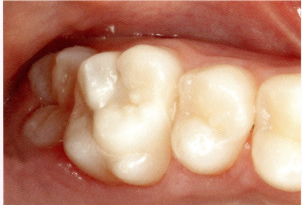

萌出直後の6歳臼歯へのアイオノマーセメント

6歳臼歯のカリエスリスクがもっとも高いのは萌出から咬合するまでである。萌出直後にグラスアイオノマーセメントで充填を行うと、上下の6歳臼歯が生え揃い、咬合してくる頃には、自然にセメントは脱落する。

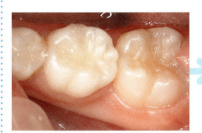
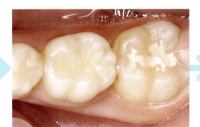
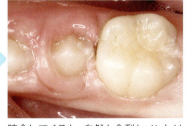

萌出直後の6歳臼歯　→　アイオノマーセメントでシーラント　→　咬合してくると、自然と余剰セメントは脱落する

こんな時どうする 臨床Q&A

Q．Dファインダーがない場合、裂溝内部の診査に使える器具はありますか？

A． Dファインダーはあまり高価な治療器具ではないので、院長に頼んで購入されることをお勧めします。しかし、試しに使ってみたいというのであれば、代用として10番のリーマーかKファイルを使用してみてはいかがでしょうか。
　探針などでは小窩裂溝の内部を診査することはできず、う蝕を見逃す可能性が高くなります。「再石灰化可能なエナメル質を壊す危険がある」と院長がお考えの歯科医院では裂溝内部に器具を入れることはできませんのでDIAGNOdent（カボ デンタル システムズ ジャパン）のようなレーザーを使用して裂溝内部の状態を数字で把握することになります。その場合には器材の特長を十分に把握して、象牙質う蝕を見逃さないように注意してください。

小学校高学年からは要注意
隣接面う蝕を確実に防ぐ！

隣接面う蝕の難しさは発見より予防

裂溝う蝕との特徴の違い

　子どもたちのう蝕の好発部位は小窩裂溝と隣接面ですが、これまでお伝えしたように、裂溝う蝕は、小窩裂溝の診査・診断を確実に行うことができれば、それに沿って萌出直後から積極的な予防処置（シーラント）をきめ細かく行うことで、歯科医院側でリスクをカバーしていくことが可能です。

　一方、乳歯の隣接面の初期う蝕は視診で発見しやすく、また、永久歯でもエックス線診査によって確認が容易なため、**見逃すリスクはそれほど高くありません**。しかし、裂溝におけるシーラントのように、填塞やコーティングする予防処置を行うのは隣接面では現実的でないため、**隣接面う蝕の最大の予防法は、患者さんの甘味制限とフロス使用の定着**となっています。残念ながら、メインテナンスによって定期的に管理を行っていても、本人に自覚がなければ完全なう蝕予防はできません。隣接面う蝕では、その点が裂溝う蝕よりも難しいと言えます。

永久歯列完成後は視診による発見も難しくなる

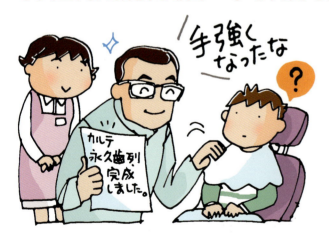

　乳歯列ではDEの間に注意が必要ですが、歯冠長が短く、エナメル質も薄いので、視診で変化を見つけることは容易にできます。

　隣接面う蝕が難しいのは、小臼歯が萌出して永久歯列が完成する小学校の高学年～中学生になってからで、なかなか視診で見つけることはできません。隣接面にう蝕があるかどうかの確定的な診査はエックス線診査になるので、心配な場合には歯科医師に報告し、必要であればエックス線撮影を行うことになります。

隣接面う蝕のリスクが高い子どもとは

　隣接面う蝕のなりやすさは、小窩裂溝のように形態的な理由によるものではなく、環境的なものです。そのため、隣在歯とどのようにコンタクトしているかで条件が異なり、歯列が整っている場合に比べ、叢生などで歯の位置異常がある場合にはう蝕になりやすくなります。

　また、前述のように、う蝕傾向が強く甘味制限ができていないと、ブラッシングによるプラークコントロールが良好にできていても隣接面う蝕を生じてしまうことがあります。総じて**糖分摂取量の多くなる10代の子どもたちのリスクは高い**と言えます。

STEP1 隣接面の診査とスクリーニング

視診とデンタルフロスによる触診でチェック

歯科衛生士のメインテナンスで臼歯の隣接面う蝕を診査する方法には、視診とデンタルフロスによる触診があります。ただし、**辺縁隆線が欠けて実質欠損が視診で確認できる段階になると、う蝕はかなり進行してしまっているので、メインテナンスで診ているのであればその前に発見したい**ものです。

視診では、辺縁隆線のエナメル質下に変色を見つけることができます。前述のように、乳歯列では、歯冠長が短くエナメル質も薄いので、視診で変化を見つけることは容易にできます。定期的にメインテナンスに来ているのであれば乳歯のDEの隣接面う蝕を見逃すことはないでしょう。

メインテナンス時の隣接面の清掃はデンタルフロスを使用して行いますが、隣接面にう蝕が発生した場合には面が荒れてフロスがばらけてくるようになります。変化をみつけた場合には歯科医師に報告します。それを切削するかしないかの判断は歯科医師が行います。

バイトウィング法によるエックス線撮影で確定診断

前述のように、隣接面う蝕の発見が難しいのは、小臼歯が萌出して永久歯列が完成する年齢になってからです。**小臼歯や大臼歯の隣接面う蝕を視診で発見するのは難しい**ことが多くあります。その理由は、乳臼歯に比べて永久歯臼歯は歯冠長があり、う蝕の始まるコンタクトポイントが辺縁隆線から離れていることと、エナメル質の厚みがあることにあります。

そのため、永久歯臼歯の隣接面にう蝕があるかどうかの確定的な診査はバイトウィング法によるエックス線撮影になります。どんなにプラークコントロールの状態が良くても、定期的なエックス線診査は不可欠です。スクリーニングの結果が心配な場合（グレー）にも、歯科医師に報告し、必要であればエックス線撮影を行います。

表2 隣接面う蝕の診査難易度
永久歯の隣接面は乳歯に比べて面積が広いため、フロスで触診を行う場合も、う蝕が始まっていても触知しにくい。

	乳歯	永久歯
視診	低	高
デンタルフロスによる触診	中	高
エックス線診査	低	低

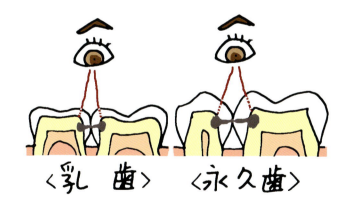
〈乳歯〉　〈永久歯〉

須貝流 視診とフロスでの触診によるスクリーニング

視診のポイントは、①辺縁隆線部の変色、②着色、③透明感の消失です。
乳歯ではエナメル質下の色調の違いがわかりやすいですが、エナメル質の厚みがある永久歯では、見つけることが難しくなります。

乳歯

OK ●変色がなく、フロスの通過がスムーズ

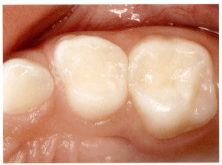

咬合面から変色が認められない。

黒 象牙質う蝕 ●明らかな色調の変化 ●フロスがばらける

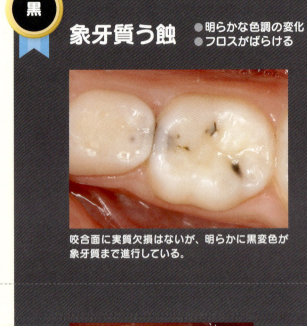

咬合面に実質欠損はないが、明らかに黒変色が象牙質まで進行している。

永久歯

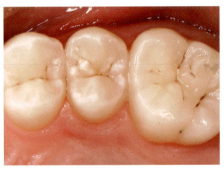

咬合面からだけでなく、頬舌側からも変色が認められない。

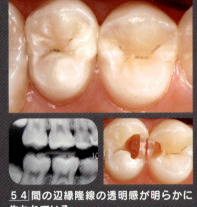

5 4｜間の辺縁隆線の透明感が明らかに失われている。

サホフロスによる黒変部には、交換期の近心面チェックは必須

当院では子どもの隣接面う蝕の予防にサホフロスを使用していますので（詳細は後述）、初期の脱灰があった場合には隣接面が黒変していることが多くあります。う蝕が進行したかどうかの判断が難しいことがあるため、最終的には歯科医師が診断する必要があります。黒変していてもう蝕が進行せずに交換期を迎えることも多くあります。

そこで注意しなければならないのは、乳臼歯が抜けたあとに残った歯、特に6歳臼歯の近心面をしっかり確認しておくことです(**図15**)。実質欠損があった場合には、切削してコンポジットレジン充填を行っておきます(**図16**)。

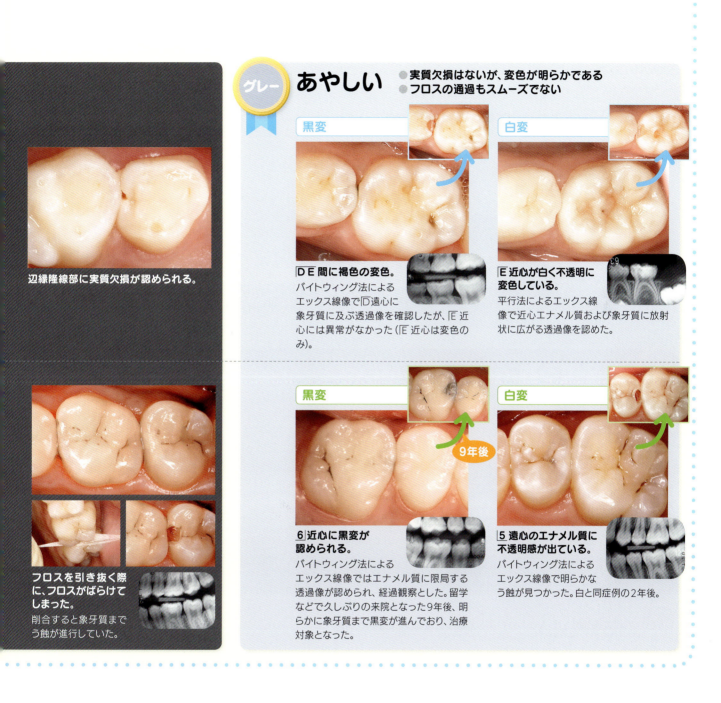

グレー あやしい
- 実質欠損はないが、変色が明らかである
- フロスの通過もスムーズでない

辺縁隆線部に実質欠損が認められる。

フロスを引き抜く際に、フロスがばらけてしまった。
削合すると象牙質までう蝕が進行していた。

黒変
|DE 間に褐色の変色。
バイトウィング法によるエックス線像で|D遠心に象牙質に及ぶ透過像を確認したが、|E近心には異常がなかった（|E近心は変色のみ）。

白変
|E 近心が白く不透明に変色している。
平行法によるエックス線像で近心エナメル質および象牙質に放射状に広がる透過像を認めた。

黒変 9年後
|6 近心に黒変が認められる。
バイトウィング法によるエックス線像ではエナメル質に限局する透過像が認められ、経過観察とした。留学などで久しぶりの来院となった9年後、明らかに象牙質まで黒変が進んでおり、治療対象となった。

白変
|5 遠心のエナメル質に不透明感が出ている。
バイトウィング法によるエックス線像で明らかなう蝕が見つかった。白と同症例の2年後。

図15、16 第二乳臼歯脱落直後の6歳臼歯近心面のチェック

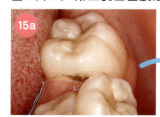

15a 交換期になって|6 近心面が見えてきた。

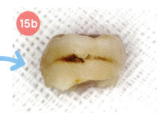

15b 抜歯した|E の遠心面とともに、サホライドによる黒変が認められるが、う蝕ではない。

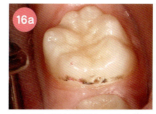

16a 交換期に|E が脱落し、|6 の近心面に実質欠損を認めた。

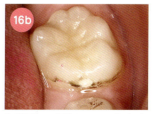

16b 歯科医師に報告し、コンポジット充填となった。

須貝流 バイトウィング像による診査

※いずれも永久歯の例

エックス線診断は歯科医師が行いますが、歯科衛生士にもエックス線写真の読影力が必要です。前回のエックス線写真を参考にしながら診査を行えば、より確実なものとなります。

歯列が整っていない場合や、照射角度が適切でない場合は、エナメル質が重なってしまい、初期う蝕の適切な判断ができません。

白 OK ●エナメル質に透過像が認められない

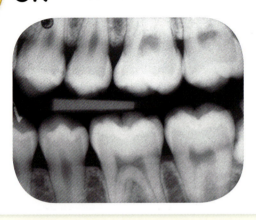

バイトウィングエックス線の正常像。
まず正常像を知らなければ異常はわからないので、正常像をよく観察しておく。

黒 象牙質う蝕 ●透過像がエナメル質を超えて象牙質で拡大している

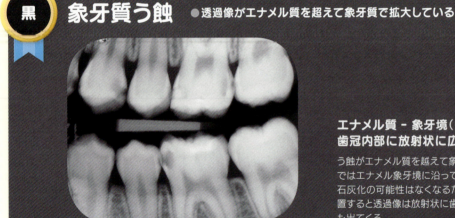

エナメル質−象牙境（CEJ）に沿った透過像が歯冠内部に放射状に広がっている。
う蝕がエナメル質を越えて象牙質まで進行した場合、初期の状態ではエナメル象牙境に沿って上下に透過像が走る。この時点で再石灰化の可能性はなくなるため、切削の対象となる。そのまま放置すると透過像は放射状に歯冠内部に拡大し、冷水痛などの症状も出てくる。

グレー あやしい ●エナメル質内に透過像が認められる

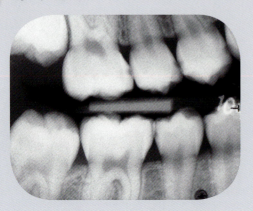

$\frac{654}{5}$のエナメル質内に透過像が認められる。
隣接面う蝕が始まり、若干のエナメル質の脱灰が認められる。この時は再石灰化の可能性もあり、う蝕がそのまま進行しないこともあるので経過観察とする。経過観察とした場合には、次のメインテナンス時に注意して診ていかなければならない。

症例2 経過を診ることで、より精度の高い診査を

DATA 12歳、女子

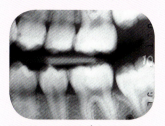
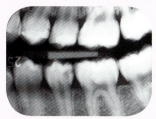

図17 12歳時、|4 近遠心に透過像

図18 2年後、|4 に変化はないが、|5 の透過像が象牙質まで進行

小さいときからメインテナンスを続けており、ブラッシングはよくできていた。

小学6年生になって甘いものを食べる機会が増えてきた。う蝕が心配なのでエックス線撮影を行ってみると、|4 のエナメル質内に透過像があり、注意が必要なことがわかった（図17）。

中学生になって部活も始まり、よりリスクが高くなってきた。2年生の時にエックス線撮影を行うと、|4 のエナメル質の透過像は進行していなかったが、|5 の遠心に象牙質まで進行したう蝕が見つかった（図18）。

STEP2 隣接面へのう蝕予防処置 —サホフロス—

対象は乳臼歯部に限定

当院では、う蝕進行止めと予防の2つの目的でサホフロスを行っています。臼歯部の隣接面には、予防の目的でサホライドをフロスで塗布する処置を行い、脱灰が始まっている場合には再石灰化を期待します。

サホライドには、初期う蝕に反応して塗布部位を黒変させる作用があるため、適応部位は基本的に乳歯の臼歯部に限定しています。黒変は、乳臼歯隣接面と永久歯隣接面（第一大臼歯の近心面）に起こりますが、将来的に黒変した部分の審美性が問題になることはなく、内部に変色が及ぶこともないため、う蝕と見誤ることもないでしょう。

サホライドの反応部位の黒変については、事前に保護者へ伝え、承諾を得ます。保護者が黒変をう蝕ではないかと心配してしまうことがありますので、問題がないことも説明しておかなければなりません。それでもほとんどの患者さんは忘れてしまっているので、第二乳臼歯の交換時に第一大臼歯近心面の着色について心配されることと思いますが、こちらもその場で説明すれば問題はありません。

う蝕進行止めとして

う蝕が見つかった場合、乳歯では子どもたちのようすをみてタービンなどの切削機械が使用できるかどうかを判断し、無理なようであれば切削しないでおくことも多くあり

ます。当院では子どもたちを診療室で泣かせないことを大切にしていますので、サホライドを塗布して切削できるようになるまで待つという対応をとっています（次ページ 図21）。

う蝕であると判断しても歯科医師が切削をしない場合には、保護者にそのことを伝えておきます。硬いものを噛んだときに辺縁隆線が欠けて穴が空いてしまうこともあるので、その可能性を伝えておきます。定期健診の後ですぐに穴が空いて保護者が驚いてしまうこともあるからです。また、痛みが出る可能性がある場合には、その状態に合わせてセメントを充填し、切削できるようになるまで待つという対応をとっています。

う蝕予防処置として

臼歯部隣接面には、う蝕予防処置としてサホフロスを行います。

また、プラークコントロールがあまり改善しない子にも、サホフロスを定期的に行うことで隣接面う蝕のリスクを下げることができると考えています。小学生までサホライド（およびフッ化物）塗布を続けている患者さんでは、中高生になっても隣接面う蝕の発生割合が少ないようです。

須貝流 乳臼歯部へのサホフロス

フロスにサホライド液歯科用（ビーブランド・メディコデンタル）を染み込ませて、局所的に隣接面に塗り込みます。サホライド塗布後は、光照射を行わずにうがいをしてもらうことで、歯質が悪い部分のみにサホライドが反応します。サホライドの辛みに集中しないように声かけをしながら、すばやく行います。

図19 サホフロス
サホライドをアンワックスタイプのフロスに染み込ませ、臼歯部隣接面に塗りつける。ホルダー型のフロスが使いやすい。

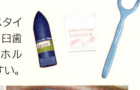
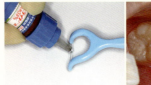
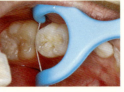
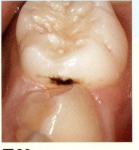

図20 サホライドによる黒変
交換期に隣接歯が脱落すると、コンタクトポイントが黒変している。

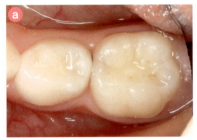
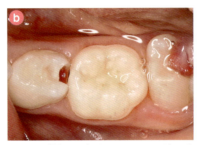

図21 う蝕進行止めとしてのサホフロス
う蝕がありそうでもエックス線撮影が難しかったり、切削が難しい場合には、歯科医師の判断でようすを見ることが多くある。子どもへの処置は無理強いをせず、待つ姿勢も必要である。

a 遠心に白濁を認めたが、子どもが嫌がったのでサホフロスで経過を診ることとした。

b 1年半後、遠心が欠損してしまったが、6歳になり、切削することができるようになった。

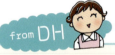

サホフロスの効果と影響について、保護者へどう説明する？

初めてサホフロスを行うときも、他の処置と同じように説明用紙を渡して説明し、保護者の承諾を得るようにします（**図22**）。「学校の検診でサホフロス部位がむし歯と診断されることがありますが、大丈夫です」ということも伝えておきます。「黒くなるのはいや」という場合は行いません。

これまでの実績があるためか、当院では拒否されることはほとんどありません。予防意識が高い患者さんが多いことや、ご友人などからの口コミ（「お友だちの○○ちゃんから、やったほうがいいって聞いて……」など）の影響もあるかもしれません。

図22 保護者への説明
初めてサホフロスを行う前には、必ず説明用紙を渡して右のように説明している。

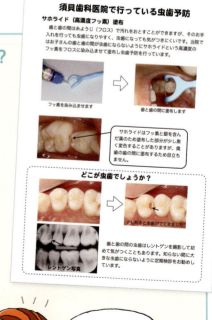

歯と歯の間のむし歯予防に、"サホライド"というお薬を塗ってよいですか？ 高濃度のフッ素と銀を含んだ薬のため、塗ったところが黒く変色することがありますが、奥の歯と歯の間に塗るので目立ちません。また、乳歯は生え変わりますから、一生黒いままではありません。永久歯のほうも奥歯なので目立ちません。

効果があるのならぜひお願いします。

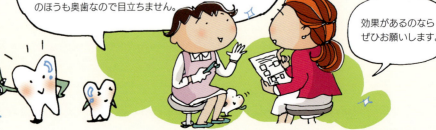

症例 3 乳歯の黒変をサホフロスを行いながら経過観察

DATA
6歳、女子

　3歳から4ヵ月ごとのメインテナンスを継続している。ブラッシング状態は良好で、シュガーコントロールもまずまずであった。
　D̄Ē間に黒変が認められた（**図23a**）。1年ごとにエックス線診査を行い経過観察を行ったが、う蝕が進行することはなかった（**図23b～d**）。その間、予防処置としてサホフロスを行った（**図23e**）。
　D̄の交換期になり、後継永久歯に押されてD̄の遠心面が見えるようになった。サホライドで黒変しているが、う蝕による実質欠損は認められなかった（**図23f、g**）。

図23 D̄Ē間に黒変

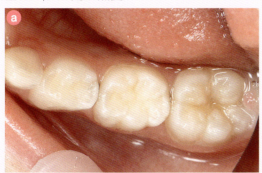

エックス線撮影ではエナメル質の透過像は認められなかった。

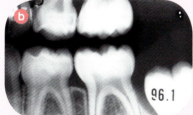
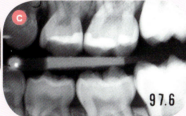
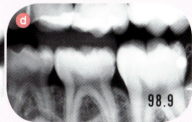

1年ごとにバイトウィング法でエックス線写真を撮影し、う蝕像の有無を確認。cの時点でD̄Ē間のう蝕はコンポジットレジン充填を行った。

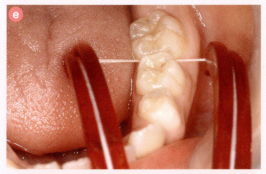

予防処置としてサホフロスを行った。また、シュガーコントロールとフッ化物配合歯磨剤の使用とともに、定期的にフッ化物塗布を行った。

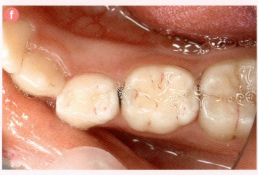
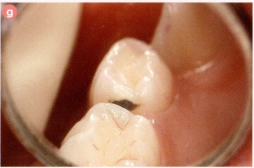

交換期を迎え、遠心が視診で確認できるようになったが、う蝕は認められなかった。

from DH
リスクに合わせてメインテナンスを組み立てる

個々のリスクをどう把握し、正確な予防処置につなげるか

隣接面う蝕のように、患者さんのシュガーコントロールやフロス習慣の定着など、生活指導が予防法の中心となる場合は特に、歯科衛生士が患者さんの情報を収集し、そこからリスクを判断していくことがう蝕予防においても非常に重要です。

だからこそ、歯科衛生士にはう蝕を見逃さない診査力とともに、子どもや保護者と上手にコミュニケーションを取り、モチベーションを上げる力が求められるのです（P.19 **表1** 参照）。

STEP1 関係作りと情報収集

Part1では、当院のメニュー（P.47**表5**）の中から、その子に必要なものを選択し、組み合わせてメインテナンスを行っていることを紹介しました（P.20〜21「Rule3 メニューは一人ひとりにカスタマイズ」）。歯科衛生士には、メインテナンスの限られた時間の中で、その子に合わせてリスクをカバーする処置を適切に選択して行うことが求められています。

その子にう蝕を生じさせないために何が必要かを判断するには、問診で生活習慣、日常で食べているもの（アメやおせんべい等）を聞き出し、う蝕好発部位に注意しながらプラーク付着状況やカリエスの大きさ、咬合歯列状態をチェックします（**表3、4**）。

ベテラン歯科衛生士は、患者さんの性格、生活習慣、食生活などを把握しています。患者さんとの信頼関係を築けているため、会話を弾ませ、より豊かな情報を得ることができるのです（**図24**）。

情報を聞き出せる関係づくりは、まず、会話を成立させることが前提です。「今日、学校でなにがあった？」「歯医者さんの後、どこかでかけるの？」「何が好きなの？」など、"お母さん目線"の質問をしたり、子どもの好きなキャラクターの歌を一緒に歌ったり、アニメDVDをみたり、歯医者とは関係ないことを話題にしたり、歯科医院そのものから意識をそらし、不安をなくすように努めています。子どもと同じ目線で、一緒に歯磨きをしたりするのもよいと思います。

また、開口ができたなど、なにかひとつでもできたら必ず大げさに褒めます。たとえできなくても褒めることでプラスに変えていくようにしています。

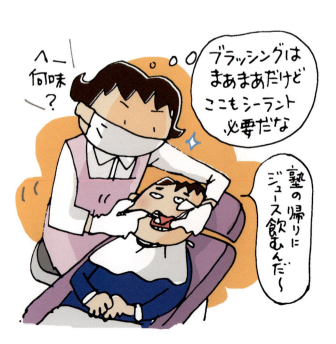

表3 知っておきたいこと

ブラッシング回数（／日）

食べる時間帯と回数
ダラダラずっと食べ続けているのか、まとめて食べているのかなど。

食の好み
好きな物・嫌いな物、毎日よく摂取する飲食物。

表4 口腔内チェックのポイント

う蝕好発部位	臼歯部咬合面、萌出中の歯面、臼歯部隣接面を重点的にチェック。
プラーク付着部位	全体の歯頸部、隣接面。脱灰していないか注意する。
カリエスの大きさ	Dファインダーで触診（P.31参照）。
咬合歯列状態	乳歯列と混合歯列で、必要な歯間空隙があるかをチェック。

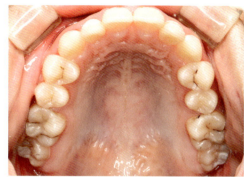
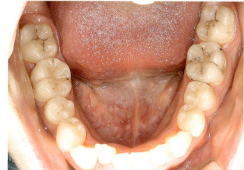

図24 メインテナンスで情報をひろう

う蝕は認められないが、小学生の時は、おやつは1日1回4時（土日は回数を決めず）に食べており、ジュースもよく飲んでいた。仕上げ磨きはなく、朝は本人いわく「ばーっと」磨き、昼は磨かず、夜も磨かない時もあるということで、口腔内のカリエスリスクがかなり高いと推察された。そのため、注意深い経過観察とTBI、う蝕予防処置を行ってきた。高校生になり、見た目を気にしてブラッシングをするようになった。現在までカリエスフリーである。

STEP2 カルテに記録して医院ぐるみで把握

　歯科衛生士カルテとして、以前は、Part1でもご紹介した緑のカルテを使用していましたが、電子カルテ導入により、黄色カルテを加えました（次ページ図25）。

　現在では、緑のカルテは主に歯科衛生士が使用するカルテとして、メインテナンスの内容、処置を簡潔に記すのみとしています。黄色いカルテにはそのお子さんの特徴や口腔内状況、生活習慣、特にう蝕リスクに気を付けて経過観察している部分などを詳しく書き、歯科医師のみならず、受付も含めて医院全体で把握するようにしています。

　歯科衛生士のみでメインテナンスを行っていると思いがちかもしれませんが、けっしてひとりで行っているわけではなく、カルテを通して医院全体でその子の口腔内を把握し、連携することで、トラブルを予防していくことができるのです。

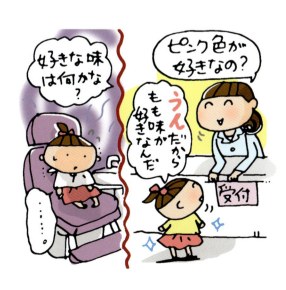

図25　2種類のDHカルテの使い分け

行った予防処置（フッ化物塗布、サホライド、シーラント）、う蝕診査の結果（「黒」「グレー」部分について）、プラーク付着状況、咬合関係、悪習癖をチェックして記入している。部活・習い事などしており忙しいために磨けないなど、会話の中で得られた情報に加え、再来院の際、声かけができるように、顔貌や特徴も記入している。

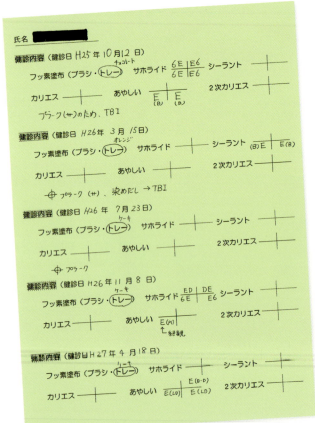

DH POINT　カルテの記入時間はどう確保する？

　メインテナンスの決められた時間枠の中で、カルテ記入のためだけの時間が確保できるわけではないので、たとえばフッ化物塗布中の2分間や、歯科医師のチェック待ちの時など、わずかな隙をみつけては記入しています。
　カルテは必死に書いています（ご紹介しているカルテは、きれいに清書したものです！）。

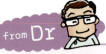

チェック後に追加メニューを指示することも

　ドクターチェックを行った後、前回撮影時から期間があいた時（少なくとも年に1回）、歯列に変化がある時には口腔内写真を撮影してもらうことがあります。また、カリエスリスクが高い子の場合、より多くの歯がシーラントの適用になります。そういったことから、「この歯にも」とシーラントの追加をお願いすることがあります。メインテナンスを歯科衛生士にまかせきりにせず、医院全体でその子の口腔管理を行う意識が必要です。

STEP3 プラークコントロールの状態で、TBIと予防処置の比重を決める

　基本的に、プラークコントロール不良の子の場合は、本人と話しながら磨けていないところを鏡で確認するなどして、ブラッシング指導に時間を割く必要があります（その場合、予防処置は次回に回します）。一方、ブラッシングがよくできている子には、PMTCなど、積極的な予防処置を行っていきます。

　経験を積んだ歯科衛生士の場合、診査の的確さと豊富な情報収集能力で、表5に示したメニューの中から、カリエスリスクを正しく予想して優先すべき予防処置を選択することができます。とはいえ、新人の頃は、メインテナンスを任されても、決められた時間枠に収まらなかったり、マニュアル通りに行うのが精いっぱいで、臨機応変に対応で

きず、その子に必要な予防処置を選んで行うことができないかもしれません。まずはPMTC、スケーリング、口腔内写真による成長の記録など、「家庭でできないことをやっていく」ことを意識するとよいでしょう。

表5　当院の小児メインテナンスのメニュー一覧

- 問診
- 口腔内チェック
- TBI
- PMTC
- サホライド塗布
- フッ化物塗布
- う蝕診査
- シーラント充填
- 口腔内撮影
- 保護者への説明

※詳しくはP.20～21参照

症例4 的確なリスク把握とモチベーションでカリエスフリー

DATA
9歳、男子

　3歳より定期的にメインテナンスに通っていたが、毎回プラークがべっとりついており、歯肉に炎症が認められる状態だった。

　10月12日の健診は新人DHが担当し、「E|E の頬側裂溝があやしい」でメインテナンスを終えていた。

　4ヵ月後の担当はベテランDHだった。Dファインダーによる触診で頬側の裂溝が深いことがわかり、シーラント処置を行った。これは、甘い物が好きでおやつをたくさん食べる食生活を送っていることを把握しており、カリエスリスクが高いことを知っていたためである。
　また、染め出しを行い、鏡を見せて汚れがついている部位を自覚させ、思春期になったので、「歯並びがキレイになるとモテるよ」などと話して、ブラッシングの意欲を促進した。

　さらに4ヵ月後の来院時には、本人から「どのくらい磨けているか気になる。染め出ししたい」と意欲が見られた。
　また、この時以降からプラークコントロールが徐々に向上し、3年経過した現在でも定期的に通院し、永久歯列のカリエスフリーが実現している。

DH POINT　TBIのコツ—まずは保護者からアプローチ—

結果的に患者さんができない部分は医院でカバーしていきますが、患者さんには「ここで見てもらっているから」と安心しきることなく、家庭でも予防を行ってもらいたいもの。そのためには保護者に子どもの口腔内状況を把握してもらい、関心をもってもらうことが大切です。具体的な理解が追いつかない子どもからではなく、まずは保護者にアプローチして、協力を得ます。口腔内写真や説明冊子を渡し、その子個人の情報として視覚的に詳しく説明します（詳細はPart 1参照）。

通ってくれる子どもたちのために、精度の高いメインテナンスを

どの歯科医院でも子どもたちのメインテナンスは歯科衛生士が中心になって行われていると思います。子どもたちの成長発育の過程で、口腔内にはさまざまな異常が起こってきます。う蝕予防だけではなく、歯列や口腔機能など、正常な状態に導かなければならないことが多くあります。たくさんの知識をもって子どもたちの口腔内を診ていくことが理想ですが、まずはう蝕予防が基本です。

医院によって、メインテナンスのシステムや、かける時間などはさまざまだと思いますが、どうしても歯科医師がかかわる時間は限られてしまいます。そのなかで、歯科医師が診る前に歯科衛生士が口腔内をチェックし、的確なスクリーニングを行うことができていれば、時間短縮とともに、精度も高めることができるでしょう。

医院全体でメインテナンスの精度を高めるためには、繰り返しの訓練が必要になります。不安に思った歯があれば、先輩歯科衛生士や歯科医師にチェックを求め、その不安を共有することが重要だと思います。そして、それが即断で白黒がつくのであれば、その根拠を教えてもらい、グレーの幅を狭めていかなければなりません。精度の高いメインテナンスで子どもたちの歯を守っていきたいと思います。

こんな時どうする　臨床Q&A

Q　患者さんと歯科側で「初期う蝕」の捉え方に温度差を感じます。先生は初期う蝕をどう考え、保護者の方へどう伝えてますか？

A　定期健診を続けていても初期う蝕ができてしまうことはあります。たとえ初期う蝕であっても「むし歯ができないように定期健診を受けていたのに」と嘆く保護者もいますので、Dファインダーで触診し、小窩裂溝内で初期う蝕が始まったと感じたときには裂溝形態の画像を見せて「深くてむし歯になりそうな溝なので埋めておきます」と、あまり重大なことではないような口調で説明しています。

臨床的には削るか削らないかが問題ですが、初期う蝕の場合、裂溝の入口を少し削ることになりますので、そのことも説明しておきます。順序立てて説明していけば納得していただけると思います。隣接面う蝕の場合にはエックス線診査を基準に考えていますが、乳臼歯の隣接面う蝕で初期う蝕が始まっていても、当院では削合せず、サホフロス使用後経過観察とし、実質欠損が認められてから削合するようにしています。そのまま進行しない可能性があること、削合するには年齢が低いことなどがその理由です。また、P.42でお伝えしたようにサホフロスを使用する際にはサホライドで黒変してしまうこと、今後むし歯が進行してしまったら治療することなどを伝えておきます。

こんな時どうする臨床Q&A

Q フッ化物の応用はどのように行っていますか？

A フッ化物はホームケアではフッ化物配合歯磨剤を使用してもらい、定期健診時には高濃度フッ化物によるトレー法と臼歯部隣接面へのサホライド塗布を行っています。

学校歯科保健統計調査や歯科疾患実態調査の結果にもあるように、子どもたちのう蝕が減少してきている一番大きな要因として、フッ化物配合歯磨剤が一般的に使用されるようになったことが挙げられています。そのため、当院ではフッ化物配合歯磨剤は必ず使用してもらっています。歯磨剤は1回に小豆玉一個分くらいの量を目安に、歯面に塗りつけるつもりで使用してもらいます。フッ化物洗口をホームケアに取り入れることが有効であるのに間違いはありませんが、定着させるのが難しく、そこまで行わずとも、う蝕予防はできるのではないかと考えて当院では取り入れていません。

また、定期健診時にはP.24でご紹介した高濃度（12,300ppm）のフッ化物ムースを米国より個人輸入し、トレー法で使用しています。イチゴ、メロン、ブドウ、オレンジ、チョコ、ケーキなどの香味を用意し、毎回子どもたちに選んでもらっていることも、楽しみの一つになっているようです（図26）。

最後に、第一乳臼歯から遠心の隣接面には、P.41でご紹介したサホフロスでサホライドを塗り込んでいます。エナメル質の脱灰がすでに起こっている場合は、歯面が黒変しますが、脱灰していない場合、変色はありません。エナメル質が黒変するので国内ではあまり使用されなくなってきていますが、最近、米国でサホライドに含まれるフッ化ジアミン銀によるう蝕進行の抑制効果が注目されてきているようです。

事前に黒変することを説明して使用していますが、変色にひけをとらないほど、かなりの効果が出ていると思っています。

図26 フッ化物の素味選びのようす

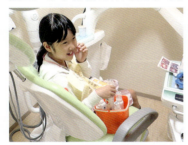

フッ化物ムースのフレーバー選びは子どもたちの楽しみのひとつであり、上下顎別の味を選ぶ子どももいる。何味を選んだかは、その都度カルテに記録している。

Q 口腔ケアグッズなどは、どのようなものを使っていますか？

A 歯ブラシは毛の硬さの種類が豊富にあり、価格が安いため比較的短期間で交換してもらいやすいタフトシリーズ（オーラルケア）を使用しています。1歳から6歳はタフト17M、6歳から12歳はタフト20M、成人ではタフト24のSとSS、仕上げ磨き用はマミー17Mを使っています。

歯磨剤は、フッ化物濃度が500〜1,450ppmと高く、さまざまな味があるCheck-Upシリーズ（ライオン歯科材）を使用しています。子どもにはCheck-Up gelとCheck-Up kodomo、成人にはCheck-Up standardとCheck-Up rootcareを使っています。

PMTCにはポリシングペースト1号 Fineと3号 Hard（ともにビーブランド・メディコ−デンタル）、PTC ペーストレギュラー、ファイン（ともにジーシー）などを使用しています。両製品とも研磨時、飛散しにくく、フッ化物も配合しているためう蝕予防に適しています。審美性の向上を期待し、粗いものと細かいものの2種類を使用しています。

図27 当院のディスプレイ

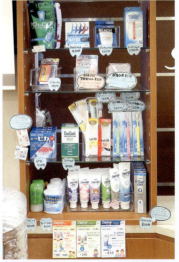

レイアウトは受付が担当している。

こんな時どうする臨床Q&A

Q 仕上げ磨きは、どのように指導していますか？

A 大人でも完全なブラッシングは難しいわけですから保護者が子どもの仕上げ磨きをするのは基本と考えており、保護者へは小学校低学年までは仕上げ磨きをするよう指導しています。しかし、これはあくまで理想であって、家庭の環境や保護者の考え方などで仕上げ磨きが行われないこともよくあります。

普段から筆者は患者の家庭環境まで深く入り込まないようにしており、「不足している分はこちらで補う」というように考えています。もし、何回かの指導で仕上げ磨きが行われていないように感じたら、子ども本人に対し、しっかりブラッシング能力を高めるための指導を行うよう方針転換をしなければなりません。仕上げ磨きがされていなくとも定期健診を続けてくれるようであれば、通常よりも過剰に予防処置を行い、子どものブラッシング能力が高まるまで待つことになります。

また、子どもが嫌がって磨かせてくれないという家庭もあるようですが、兄弟がいれば、上の子を見本に仕上げ磨きをしていればその子もするようになるかもしれません。一人っ子の場合には親同士が仕上げ磨きをして、その姿を子どもに見せればスムーズに受け入れるようになるというような話をします。

Q 歯肉炎への対応はどのようにしていますか？

A 定期健診に通いながらも、なかなかブラッシングが上手くできず歯肉炎になっている子どももいます。ほとんどはブラッシングのしかたが悪いのではなく、ブラッシングの時間が足りないことが原因です。特に、いろいろと文句を言うことが増えてくる小学校高学年から中学生くらいが危険な時期です。

プラークが多く残っている場合、染め出しを繰り返し行い、その都度写真を撮影して脅かしますが、なかなか改善しないことが多いようです。しかし、小さい頃からフッ化物塗布を続けており、う蝕になることは少ないため、来院時はしっかりプラークを除去してフッ化物塗布を繰り返します。

ブラッシングが上手にできない子どもでも、ある時からビックリするほど磨けるようになり歯肉炎が改善していくことを多く経験しています（図28）。残念ながらその動機づけはわれわれではなく、友達だったりすることも多いようですが、そのようなお子さんを多く見てきているので、とにかく定期健診を続けさせ、根気よく指導していくことが大切であると考えています。

プラークが残っていないにもかかわらず、歯肉炎が起こっている場合には、口呼吸で口腔内が乾燥しているのが原因です。このような場合には口唇閉鎖の指導をしっかり行い、鼻疾患がある場合にはそちらの治療を行ってもらわなければ改善できません（図29）。

図28 歯肉炎の改善前後の比較

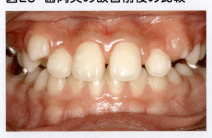 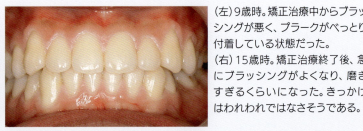

（左）9歳時。矯正治療中からブラッシングが悪く、プラークがべっとり付着している状態だった。
（右）15歳時。矯正治療終了後、急にブラッシングがよくなり、磨きすぎるくらいになった。きっかけはわれわれではなさそうである。

図29 口呼吸歯肉炎

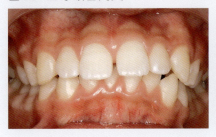 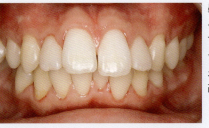

鼻疾患のため口呼吸が続いている。ブラッシングはしっかりできているので、褒めるようにし、プライドを傷つけないようにする。永久歯列が完成し、歯肉の腫脹も改善してきている。

Part 3

歯列編

不正咬合の芽を
見逃さないテクニック

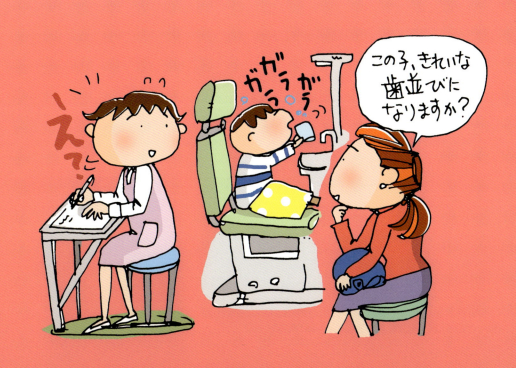

将来正常咬合になる歯列とは？

まずは正常像(シロ)をインプット！

正常な咬合がたどる成長パターンを知っていますか

　永久歯列では「これがまさしく正常咬合である」という形がありますね。その歯列は形態的にも機能的にもきわめて美しいものです(図1a〜e)。しかし、成人の患者さんの口腔内を診ていると、そうなっていない、いわゆる不正咬合になっていることも多く目にします。このように、永久歯列が正常であるかどうかの判断がつきやすく、どこが正常でないのかもわかりやすいのは、正常像がはっきりしているからに他なりません。

　身体の機能や状態には「正常」と呼ばれる基準があり、それをもとに異常なのか、個体差・個人差の範疇なのかを判断していきます。つまり、どんな疾患も、正常値、正常像を知らなければ診断することはできません。

　歯科衛生士の皆さんは、乳歯列や混合歯列の時期に、保護者から「うちの子の歯並びは正常でしょうか？」という質問を受けることが多いと思います。しかし、ゴールとなる永久歯列の正常像は知っていても、それにつながる乳歯列から混合歯列期の発育パターンの正常像を知らなければ、保護者からの質問に正確に答えることはできません。

　筆者は、地域のかかりつけ歯科として、臨床で多くの子どもたちの成長発育をみてきました。そのなかで、**正常な永久歯列を獲得する子どもたちには、乳歯列から混合歯列期の歯列にある決まったパターンが見られる**ことがわかってきました。逆にいえば、メインテナンスで定期的にかかわりを持つなかで、そこから外れ、永久歯列が異常になっていくきっかけを見つけてあげられれば、その子どもたちを正常な歯列に導くことが可能になってきます。そのためにも、まずは正常な永久歯列になる正しい成長過程を知ることが重要です。

歯列の成長過程は5つのステージに分けられる

　子どもたちの歯列の成長発育を見ていくうえで、そのステージを**表1**の5つに分けて考えています。それぞれのステージに「正常像」があり、その正常像を経て次のステージの正常像を迎えます。このうち、第一大臼歯萌出期と上下切歯交換期は開始の時期が前後しますが、見る部位が違うことと萌出の完了時期が違うことで、別のステージとして分けています。

　子どもたちのメインテナンスを担う歯科衛生士には、う蝕同様に、歯列に関しても白・黒・グレーの3種類のスクリーニング（Part2 P.27参照）ができることが求められます。精度の高いスクリーニングができる「歯列を見る眼」をつけるためには、**まず各ステージの正常像、すなわち「白」を知る必要があります**（とじ込み付録参照）。混合歯列期の正常像を明確にすることで、現在その子がどのような問題を抱えているのかがわかるようになり、改善のポイントもはっきりしてきます。

表1　歯列を診ていくうえでの成長ステージ

Stage 1	乳歯列期
Stage 2	第一大臼歯萌出期
Stage 3	上下切歯交換期
Stage 4	側方歯交換期
Stage 5	第二大臼歯萌出期

いまのところOK

歯列に異常あり

あやしい

図1　目標とする永久歯列は頭に入っていても……

永久歯が生え揃ったとき、このような歯列を獲得できていれば、将来にわたって健康な口腔を維持していくことができるだろう。

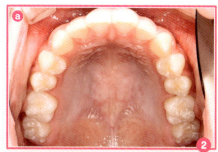
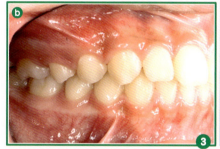
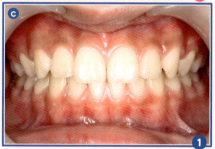
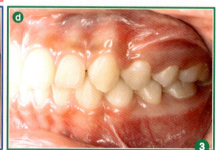
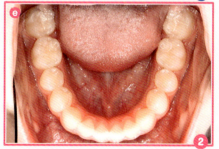

永久歯列の正常像のポイント

❶ 正面観
- 正中が一致
- 正常被蓋

❷ 咬合面観
- 馬蹄状のアーチフォーム
- 咬耗や摩耗が少ない

❸ 側方面観
- 臼歯部咬合がⅠ級関係
- 犬歯ガイドがM型
- 臼歯部が1歯対2歯咬合

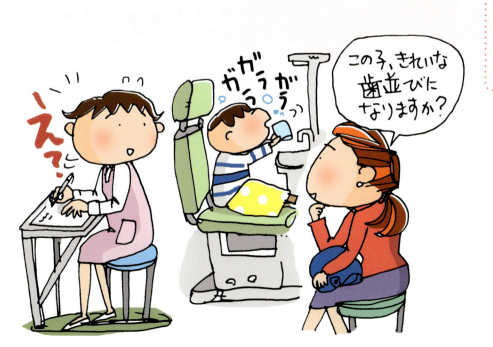

まずは上下切歯交換期の正常像を目指そう

このなかでも、特に覚えておきたいのは上下切歯交換期の正常像です。多くの子どもたちの成長発育をみていると、永久歯列で正常咬合になる子どもは、上下切歯交換期の正常像を経ていることがわかります。上下切歯交換期は小学校の1〜4年生くらいまでの期間です。つまり、この時期の正常像を目指すことが、将来の永久歯列で正常咬合になる近道となります。ここを混合歯列期のひとつのゴールとすることで、目標がはっきりしてきます。

なぜなら、この後交換期を迎える側方歯群では、それまで並んでいる乳歯よりも新たに萌出してくる永久歯のほうが歯冠幅径が小さいために、排列に余裕があるからです（この余裕は一般に「リーウェイスペース」として知られています）(図2)。そのため、それ以前の段階で4前歯がきれいに排列していれば、その状態がそのまま維持されることが多いのです(図3)。

ただし、側方歯が交換する順序は多様であり、乳歯が脱落しても後継永久歯の萌出順序や萌出の遅れで歯列が乱れてしまうこともあります。側方歯でも、D、Eから4、5への交換では、乳臼歯より後継する小臼歯のほうが小さいので問題はありませんが、そのスペースが犬歯の萌出時に使用されないと、しわ寄せが前歯部に及び、切歯の排列が乱れたり、犬歯の低位や転位につながることがあります。乳臼歯が交換する前に犬歯の交換が始まる場合も、4前歯の排列を乱す原因になります。上下切歯交換期の正常像をひとつのゴールとしながらも、その後の注意も必要になってきます。

図2 リーウェイスペース（Leeway Space）
側方歯において、乳歯よりも永久歯のほうが歯冠幅径が小さいことにより生まれる空隙。

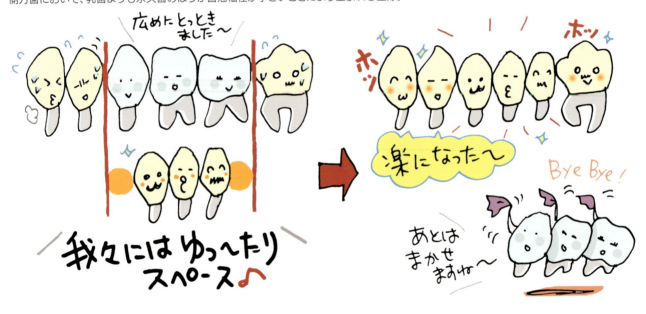

DH POINT　保護者の質問にどう答える？

保護者への説明で注意しているのは、希望が持てないこと、あいまいなことは言わないということです。よくあるのは、閉鎖型の乳歯列(P.58)で、きれいに並んでいると思ってスペース不足が認識されていない場合です。スクリーニングで「グレー」や「黒」と感じたときには、現在の状況を説明したうえで、拡大床などの改善の方法があることをお知らせします。「硬い物をよく噛ませてください」などの指導は、答えとして不十分です。

治療費などを聞かれることも多く、規定の金額をお知らせしますが、はっきりわからない部分については、歯科医師に伝えて説明してもらうようにしています。

また、「しばらくようすを見る」という場合にも、「いつまでようすを見るのか」「いつまでに治療を始めなければならないのか」の目安をお知らせするようにしています。

図3 上下切歯交換期の歯列と永久歯列の関係

上下切歯交換期にきれいに排列していると、このような永久歯列になることが多い。

症例1

DATA 初診時3歳、女子

上下切歯間に空隙があったが、永久歯列完成時にはすべて閉鎖している。

上下切歯交換期（8歳10ヵ月）

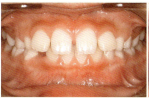
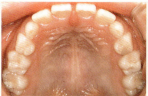
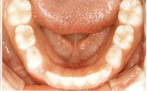

永久歯列完成期（11歳10ヵ月）

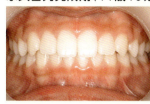
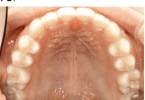
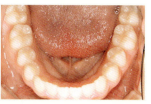

症例2

DATA 初診時3歳、女子

上下切歯交換期には空隙がなく余裕がなかったが、永久歯列完成時には下顎中切歯にわずかに叢生が認められるのみとなっている。

上下切歯交換期（8歳4ヵ月）

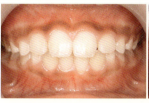
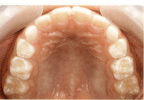
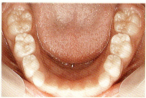

永久歯列完成期（12歳2ヵ月）

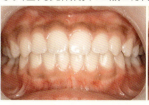
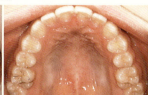
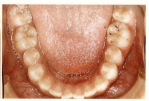

症例3

DATA 初診時3歳、男子

下顎切歯にあったわずかな叢生が改善され、きれいな永久歯列が完成している。

上下切歯交換期（10歳1ヵ月）

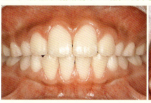
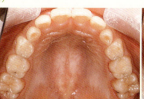
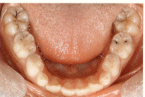

永久歯列完成期（18歳8ヵ月）

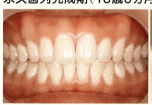
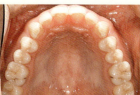
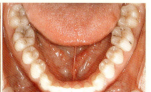

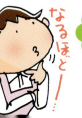

なるほど！

上下切歯交換期の"白"は……

- 乳犬歯が残存する
- 正中が一致する
- 捻転や叢生がない
- 被蓋関係が正常
- 上下切歯が接触する

なぜ歯列が乱れていくのか？

　これまでに述べたような正常像ではない場合があるのは、なぜでしょうか。子どもたちの成長発育を観察していると、不正咬合になっていく原因は、**図4**に示すように、大きく4つに分けて考えることができます。不正咬合になった大人が、子どもの時にどんな歯列だったのかを考えながらみてみましょう。

図4　正常咬合への成長を妨げる4つの因子

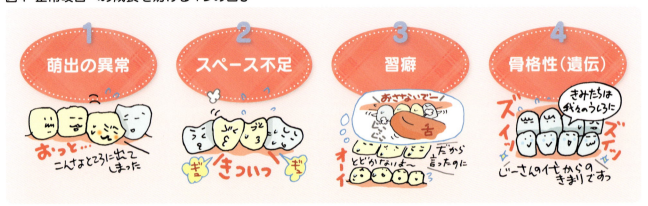

DH POINT　スクリーニングの情報を共有する

　歯列不正のスクリーニングを行うには、まず、乳歯列から永久歯列に変わるまでの正常な成長発育の過程を知っておくことが大切です。歯科医師がお子さんや保護者に説明している内容をよく聞き、そのことを頭の中で整理しておきましょう。そして、スペースが不足していないか、歯の萌出のしかたがおかしくないか、噛み合わせが逆になっていないか、おかしな癖が出ていないかという点に注意していきましょう。

　当院は担当制ではないため、複数の歯科衛生士で情報を共有するために、気になったところは写真を撮ったりサブカルテに記し、次のメインテナンス時に確認するようにしています（**図5**）。おかしいと思ったことは歯科医師に伝えて、ようすを見るべきか、すぐに治療を始めるべきかなどの判断をしてもらいます。

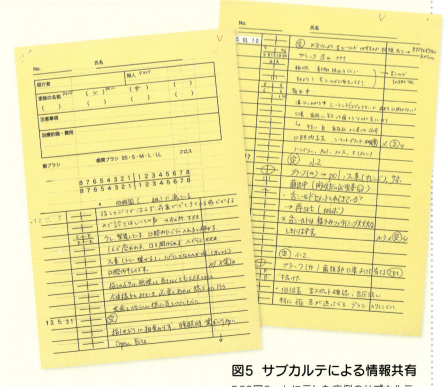

図5　サブカルテによる情報共有
P.59図9a、bに示した症例のサブカルテ。

成長を妨げる因子 1 萌出の異常

おっと… こんなところに出てしまった

見つけ次第対応し、問題の拡大を防ぐ

　前歯部、臼歯部に限らず、永久歯に交換する段階で、萌出の位置・方向・角度が悪く、不正咬合になっていくことがあります。また永久歯への交換には適当なタイミングがありますが、そのタイミングがずれることがあります。早く出すぎたり、なかなか出てこなかったり、埋伏したままになっていたりなど、萌出の時期がずれると、不正咬合になっていくこともあります。

　これらはすべて萌出の問題ですが、これを改善せずに次のステージに進むと、歯列弓の成長を阻害し、スペース不足の問題を引き起こすこともあります。萌出で異常が起こっている場合には、なるべく早期に対応する必要があります。

図6　萌出の異常による不正咬合の例

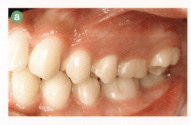

a　上顎第二大臼歯が頬側に萌出してきている。

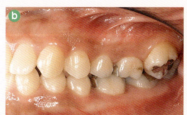

b　aの症例とは別の成人の側方面観。鋏状咬合をそのままにすると、成人でこのようになってしまう。

症例4　DATA　10歳、男子

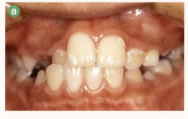

a　萌出方向の異常のため、2|が逆被蓋になっている。

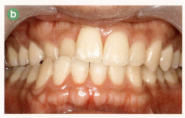

b　27歳時の状態。3|も逆被蓋になり、左側方運動が障害されるため、右側での偏咀嚼となり、咬合平面は右上がりになっている。そのため、右側顎関節の疼痛を訴え、顎機能障害の症状が出ている。上顎小臼歯の歯冠長が左右で大きく異なることに注目。

症例5　DATA　9歳、男子

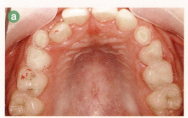

a　9歳、上下切歯交換期後。スペース不足はないが、萌出の異常により2|が逆被蓋になっている。

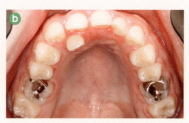

b　22歳時の状態。右上側切歯は舌側に転位し、前方からは見えない状態になり、空隙歯列に見える。

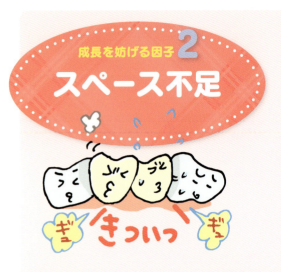

成長を妨げる因子 2
スペース不足

成長発育期に見つければ、拡大により抜歯を免れることも

　顎の発育が不十分なうちに低年齢で前歯部の交換が始まり、上下4前歯が並ばない子どもたちがいます。また、永久歯のサイズが明らかに大きすぎる子どもたちもいます。このように、顎と歯の大きさのバランスに異常がある場合、永久歯がそろう頃にはスペースが不足し、叢生や小臼歯の異所萌出、犬歯の低位唇側転位などにつながります。これらの改善には、抜歯をともなう矯正治療が必要になります。

　この場合も、上下切歯交換期に叢生がなくきれいに排列していれば、次の側方歯交換期をよい状態で迎えることができます。閉鎖型の乳歯列や、上下切歯交換期に叢生や乳犬歯の脱落などが起こっている場合は、明らかなスペース不足といえます。

図7　スペース不足による不正咬合の例

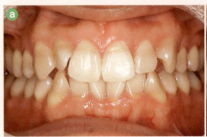
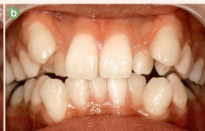
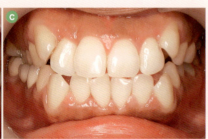

スペース不足を放置すると、前歯部の叢生や犬歯の低位唇側転位を起こしてしまう。
そのきっかけは乳歯列期、上下切歯交換期から始まっていることが多い。

症例6　DATA　5歳、女子

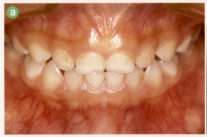
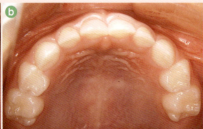
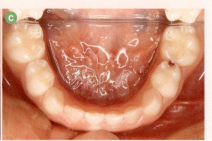

乳歯列の閉鎖型歯列弓では発育空隙は認められない。

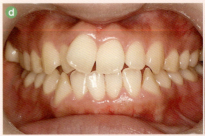
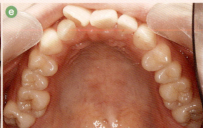
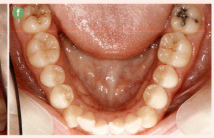

26歳時。上下歯列に叢生があり、明らかなスペース不足による歯列不正である。
このスペース不足が乳歯列から始まっていることがわかる。

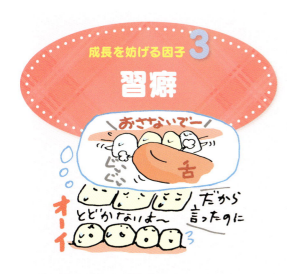

成長を妨げる因子 **3**
習癖

重度の不正咬合につながるため、見つけ次第対応したい

きれいな歯列は正しい機能から生まれ、維持されるものです。指しゃぶりや舌癖（図8）などの口腔習癖、鼻耳道器官系疾患による口呼吸、異常嚥下癖、頬杖や姿勢などの態癖で不正咬合になっていく子どもたちがいます（図9）。

これらの習癖の異常は、開咬（オープンバイト）や上顎前突、顎変形症などの重度の不正咬合に移行していくことが多く、異常を確認した時点でその改善につとめるべきです。保護者も気づいていない場合も多く、指摘することで解決できることもありますが、子どもたちに異常の自覚がないためもあって、指導や口腔筋機能療法（MFT）などが功を奏さないこともあります。習癖を改善させることが目標ですが、改善しない場合には、そのことで歯列が悪くなることを防ぐ手立てを考えなければなりません。

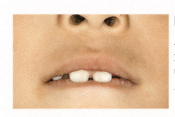

図8 下口唇の巻き込み癖
上顎切歯交換期に乳歯の動揺が出て、気になって舌や下口唇でさわってしまい、それが癖になってしまう場合がある。

図9 習癖による不正咬合の例

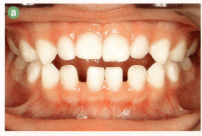
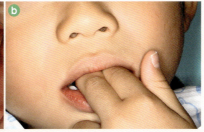
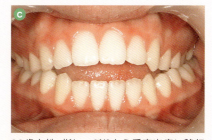

a 5歳男児。指しゃぶりのため、前歯部が開咬になっている。このまま舌突出癖に移行することが問題である。

c 20歳女性。指しゃぶりから舌突出癖に移行し、開咬になっている。

症例7　DATA 5歳、男子

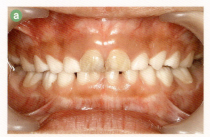
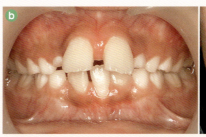
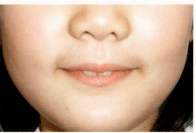

a 乳歯列では特に問題はなかった。

b 7歳時の状態。上下切歯交換期に下口唇の巻き込み癖が始まり、$\underline{1|1}$ が前突している。

指しゃぶりは口腔内への影響を防ぐことで支える

須貝流

　子育てで大変な時期、保護者にとっては子どもが好き嫌いなくしっかり食べてくれることが第一で、食べ方や飲み込み方まではとても気がまわりません。歯並びが悪くなってきて、その原因が習癖にあることをわれわれに指摘されて初めて気がつくということがほとんどです。

　一方で、この時期に保護者に多く相談されるのは指しゃぶりです。指しゃぶりの問題は二次的に引き起こされる開咬と舌突出癖です。指しゃぶりの原因については子どもの心理的要因などが挙げられますが、その点について歯科として助言できる部分は少なく、できるだけ保護者がその責任を感じないような対応を心がけています。「お母さんがもっとかかわってあげないと」など、教科書に書いてあるような発言は慎むべきです。

　指しゃぶりをしていても、開咬がなければ問題はありませんし、開咬があれば舌シールド（タングスパイク）を装着すればよいと考えています。指しゃぶりは、成長とともに必ず改善することですので、その影響が口腔内に出ないようにできるだけの対応をすることが、歯科の役割です。指しゃぶりについては、「小学校に入るくらいまでに止められれば十分」と説明すると、保護者も安心します。

症例8

DATA 初診時5歳、女子

9歳まで指しゃぶりを継続。2度の舌シールドの装着により、開咬を防ぎながら対処した。

乳歯列期（5歳0ヵ月）

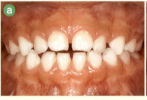
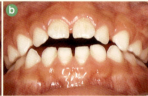
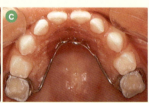

指しゃぶりによる開咬が認められる。舌突出癖に移行しないよう、固定式の舌シールド（c）を装着。

上下切歯交換期（8歳0ヵ月）

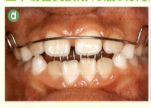
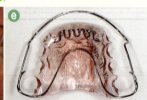

上下切歯交換期になっても指しゃぶりが止められないため、可撤式の舌シールドに変更した。

上下切歯交換期（9歳4ヵ月）

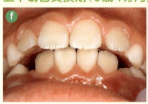
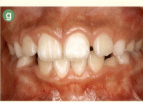

9歳でようやく指しゃぶりが消失。被蓋関係にも問題は認められなくなった。

必要に応じてMFTを指導する

　MFTというと、少し敷居が高く、医院としてなかなか取り組みにくい分野だというイメージがあるかもしれません。しかし、きれいな歯列・咬合は、正しい口腔機能のもとで成長し、安定していくものです。そのため、子どもたちの成長発育に医院としてかかわるのであれば、MFTは避けて通れないものとなります。

　正しい口腔機能が獲得できれば、将来高齢者になっても、オーラルフレイルなどになるリスクを軽減できるとも言われており、「口腔機能発達不全症」という病名のもと、保険診療の中でも口腔機能訓練が評価されるようになりました。

　しかし、保護者は、子どもの歯並びの見た目を心配して来院されるので、口腔機能についてほとんど知識がなく、普段の口の癖が歯並びと関係していることを指摘され驚くことも多いようです。

　当院では、咬合育成を始めるお子さんに対して、口腔機能に問題がないか、生活のようすをアンケート (**図10**) に答えてもらいながらその原因を探ります。そこから、その原因にアプローチできるMFTを行っていきます。次ページから詳しくみていきましょう。

図10　MFTを行うための問診票

DH POINT　習癖はパンフレットを用意して認識を促す

　口呼吸やポカン口などが歯並びを悪くする原因であることを認識していただくことが大切です。ご家庭で問題意識を持っていただくために、鼻呼吸の利点などをパンフレット (**図11**) を見せて説明し、鼻耳道系の疾患がなければなるべく注意していただくように指導します。

　口唇の巻き込み癖 (P.59 **図8**) は切歯交換期に出てくる癖ですが、これはなるべく早く指摘し、それを続けるといわゆる「出っ歯」(上顎前突) になってしまうことを知らせます。「そういえばよくやっています」などと反応されることも多くあります。

　まずは問題点を認識してもらって、声かけをしてもらうことが大切だと考えています。また、食事中の姿勢や食べ方などを聞いて、改善点などをアドバイスしています。

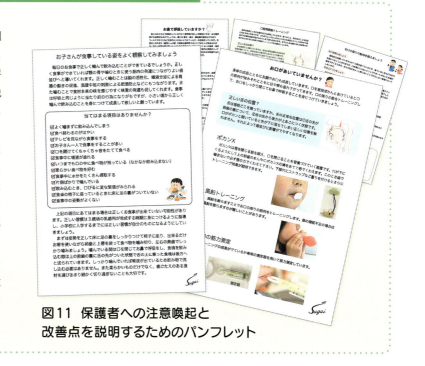

図11　保護者への注意喚起と改善点を説明するためのパンフレット

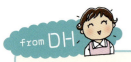

達成すべき機能に合わせて、続けられるトレーニングを

　実際にMFTを院内で行う場合、主体となるのは歯科衛生士です。そのため、何を目標にするのか、目標達成のためにどんな訓練が必要なのかを身につけておかなければなりません。MFTにはいろいろなアプローチがありますが、達成すべき機能は以下の4点に絞られます。①いつも口を閉じ、②鼻から呼吸し、③舌を上あごに付け、④正しく飲み込む、ことです。

　これらの機能を獲得するために指導していきますが、楽しくなければ続きませんので、当院では遊び感覚でできる訓練を取り入れています。

①いつも口を閉じ、②鼻から呼吸する

　健康に生活していくうえで、鼻呼吸が大切なことは誰でもわかっています。息が苦しくなるほど運動したときは口からたくさんの酸素を取り込みますが、普段はそんなに必死に呼吸しなくてもよく、鼻からの呼吸で十分なはずです。しかし、口からのほうが楽に呼吸できるので、口呼吸になりがちです。

　口がつねに開いていると、口腔内が乾燥し歯肉炎になりやすくなるとともに、口輪筋が弛緩し、口唇が厚くなり前歯の前突傾向がでてきます。また、口で呼吸しながら食事をするのでくちゃくちゃ音がしたり、早く飲み込まないと息がしにくく苦しくなるため食べるのが速くなったり、反対に遅くなったりなど咀嚼や嚥下を口呼吸しながら行うため食べ方がおかしくなってしまうのです。

　また、癖で口を完全に閉じずに下口唇を上前歯で噛んでいると、上顎前突とともに下顎の後退が起こります。

風船トレーニング

　口輪筋の力をつけるために風船を膨らませる練習をします。風船にも軟らかいものから固いものまでありますが、口唇で吹き込み口を押さえられなければ膨らみません。はじめは指で押さえながら行い、最終的には指を使わず、口唇だけでくわえて膨らませるように訓練していきます。
　その成果をりっぷるくん(P.73図13)など数値で表し、子どもたちにやる気を起こさせます。この訓練は家庭でも手軽にでき、家の中が風船だらけになったなどという話も聞きます。

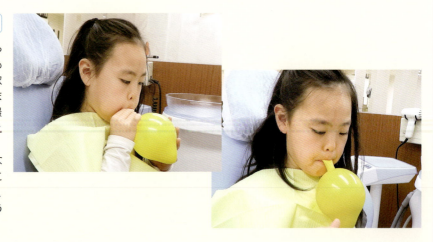

③舌を上あごに付ける

　舌の正しい位置は、舌尖がつねに上前歯の裏の口蓋(スポット)についている状態です。嚥下するときには舌と口蓋の間に食塊を保持し、陰圧をかけて食道に送り込んでいきます。
　この動作が上手くできない子どもは、舌を上下前歯の間に出し、口唇を閉鎖してオトガイ筋と頬筋を収縮させて吸い込むように飲み込むため、誤嚥しやすくなります。これが異常嚥下癖です。この場合、舌が突出するので前歯部のオープンバイトとなり、サ行の発音が不明瞭になります。

　舌を口蓋に付けておくには力が要るので、子どもたちは、下前歯の裏側に舌を置いた楽な状態にしておくことが多くなります。つまり、低位舌の状態です。この状態にあると、上顎口蓋が狭くなり歯列の発育が悪くなります。
　また、舌の奥が口蓋に触れないため、「おかーさん」が「おたーたん」になるなど、カ行が発音できず、タ行に聞こえてしまい、滑舌を心配している保護者も多くいます。舌小帯短縮症でも同じことが起こるので、早期の対応が必要です。

ガムトレーニング

　舌を口蓋に付けておく訓練にガムを使います。ガムを噛んで柔らかくし、舌でガムを口蓋に押しつけて平らに伸ばしていきます。舌を口蓋に付ける感覚を身につけてもらい、普段舌を置いておくスポットの場所を覚えてもらいます。

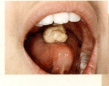
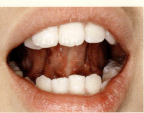
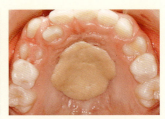

④正しく飲み込む

普段何気なく行っている「嚥下する」ということはとても難しい作業です。高齢になって嚥下機能が低下していくと、誤嚥が生じるわけですが、子どもの頃に正しい飲み込み方を身につけておくことが大切です。正しい嚥下は、①〜③で紹介したように、いつも口を閉じて舌を上あごに付けておくことができるようになればできます。

水飲みテスト

舌をスポットの位置に置いてもらい、そこから舌打ちの練習をします。「ポン」と音が出るようになれば、舌を口蓋にピッタリ付けられるようになったということです。

舌がスポットにある状態から水を飲み込むことができれば、正しい嚥下ができたことになります。正しい嚥下ができれば口角鉤を付けたままでも水を飲み込めるようになるので、それができるようになるまで訓練を続けます。

成長を妨げる因子 4 骨格性（遺伝）

成長発育期から矯正専門医の管理を受けるべき

かかりつけ医として、家族単位で治療を行っていると、明らかな骨格性の反対咬合や顔貌などに、遺伝的な要因を強く感じることがあります。このような遺伝的な要因が強い不正咬合の場合には、矯正専門医による治療が必要となります。

図12 骨格性の不正咬合の例

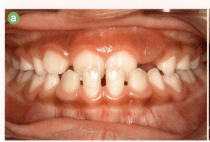
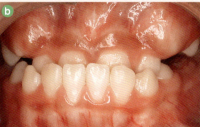

小児の反対咬合症例（ⓐ9歳男児、ⓑ10歳男児）。親の家系に反対咬合の人がいると、遺伝的要素がかなり疑われる。早くから矯正専門医の管理を受けるべき症例である。

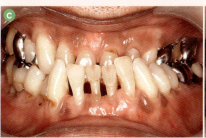
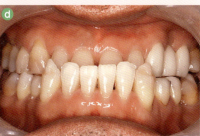

成人の反対咬合症例（ⓒ61歳男性、ⓓ49歳男性）。顔貌からもともと骨格性が疑われるものと、そうでないものがある。しかし、この状態で長く咬合しているため、改善するには外科矯正などかなり難しい処置が必要となるがあまり現実的ではない。

成長ステージ別スクリーニングガイド

Stage 1

乳歯列期
[2～6歳頃]

保護者が歯並びに不安を覚えるようになるのは多くは永久歯交換期を迎えてからで、このステージで歯列の異常を感じている保護者はまずいません。しかし、その芽はすでにこの時期から現れています。あらかじめ歯列不正の生じる可能性を伝えておけば、メインテナンス上の信頼関係を損ないません。

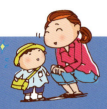
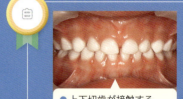
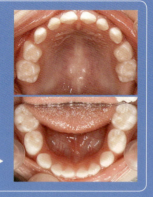

- 上下切歯が接触する
- 被蓋関係が正常である
- 正中が一致する
- 歯間空隙がある

乳歯列期にみられる不正咬合の芽

閉鎖型乳歯列

萌出の異常　**スペース不足**
習癖　　　　骨格性
原因不明

乳歯はきれいだったのに永久歯に生え替わったらガタガタになったというのはよく聞く話です。最初に交換する切歯は永久歯のほうが大きいので、乳前歯の間にスペースがなければ並びません。

すべての乳前歯に歯間空隙がある	黒 どこにも歯間空隙がない叢生もある	グレー 若干のスペースはある
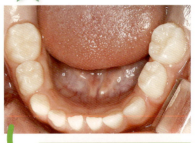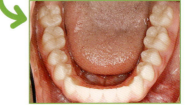	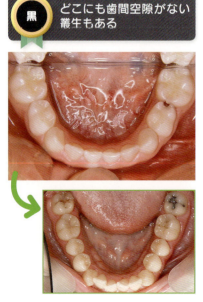	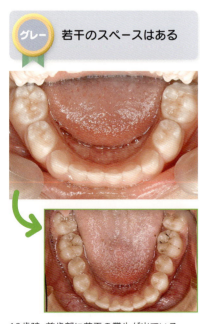
12歳時。美しい永久歯列を獲得した。	16歳時。前歯部に重度の叢生が生じている。	12歳時。前歯部に若干の叢生が出ている。

反対咬合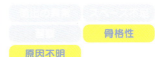

乳歯列の反対咬合は遺伝的な要因がある骨格性のものとそうでないものとがあります。

 黒　保護者も反対咬合

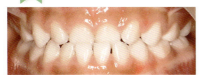

母親

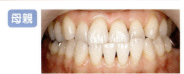

遺伝的要因が考えられ、このまま成長するとこのような永久歯列になる可能性が高い。

 グレー　保護者は正常被蓋

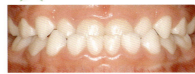

父親

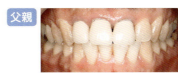

遺伝的要因がないので上下切歯交換期に改善できる可能性がある。

 グレー　切端咬合　保護者は正常被蓋

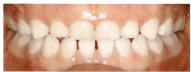

母親

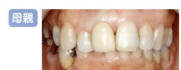

注意して交換をみていく必要がある。

正中の不一致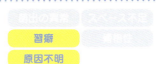

乳歯列で正中がズレることはほとんどありません。正中にズレがあった場合には、かなりの異常があると認識すべきです。

 黒　正中がズレており、臼歯部も逆被蓋になっている

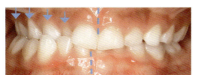

母親

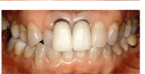

遺伝的要因が考えられ、早期の対応が必要である。

 グレー　正中はズレているが、臼歯部は正常

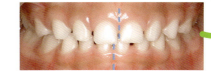

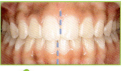

12歳時。正中はズレたまま永久歯列が完成している。

開咬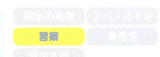

上下の切歯が咬合していない場合には、何らかの習癖があると考えられます。

 黒　舌突出癖があり、指しゃぶりがある

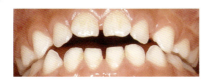

指しゃぶりに加え舌突出癖があり、改善困難。

 グレー　指しゃぶりによる開咬はあるが、舌突出癖はない

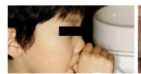

指にもタコができている。

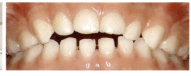

指しゃぶりが止まれば改善する可能性がある。

Stage 2

第一大臼歯萌出期
[5〜7歳頃]

臼歯で最初に萌出してくるのが第一大臼歯です。ほとんどの場合は正常に萌出し、う蝕にならないように予防することが大切です。しかし上顎では第二乳臼歯の遠心に潜り込んで出て来なかったり、第二乳臼歯の歯根を吸収して萌出してくることもあるので注意が必要です。

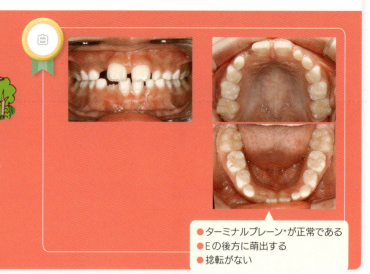

- ターミナルプレーン*が正常である
- Eの後方に萌出する
- 捻転がない

＊ターミナルプレーン：上下のE遠心面の前後的位置関係

第一大臼歯萌出期にみられる不正咬合の芽

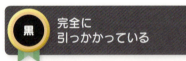
大臼歯の潜り込み

萌出の異常 / スペース不足 / 習癖 / 骨格性 / 原因不明

6|または|6 が近心傾斜し、前方のEにぶつかって萌出しないことがあります。重症の場合、Eの歯根を吸収して脱落してしまう場合もあります。エックス線写真を撮影しなければ見つけられません。

黒　完全に引っかかっている

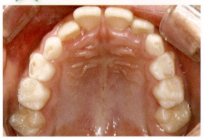

黒　Eに動揺が認められる　Eが脱落

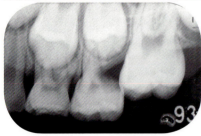

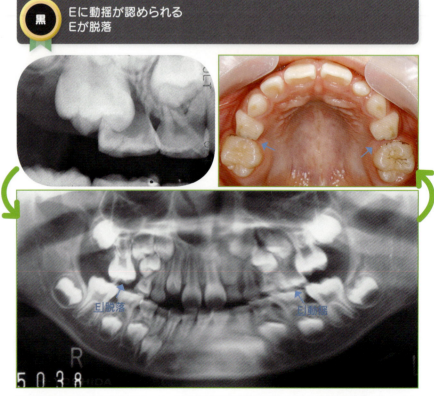

|E の歯根を吸収して潜り込んでいる。咬合面は見えているので対応は可能。

Eに動揺が出ている場合には、エックス線写真撮影が必要。|E の下に完全に潜り込んでおり、予防的な対応のしようがない。動揺を確認した時点ですでに歯根吸収が起きており、7歳でE|E が抜けてしまった。

Stage 3

上下切歯交換期
[6〜10歳頃]

この時期から、保護者から歯並びの相談を受けることが多くなります。実際に永久歯が出てきて将来のイメージができるからでしょう。この時期に正常な状態にしておかなければ、そのままの状態で永久歯列が完成してしまうことがほとんどです。もっとも大切な時期と言えます。

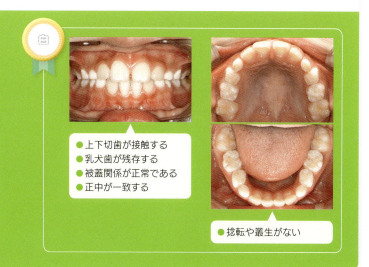

- 上下切歯が接触する
- 乳犬歯が残存する
- 被蓋関係が正常である
- 正中が一致する
- 捻転や叢生がない

上下切歯交換期にみられる不正咬合の芽

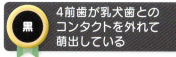

叢生

萌出の異常　**スペース不足**
暴断　　　　青椅性
原因不明

スペース不足がある場合、下顎前歯部に叢生や上顎中切歯の捻転というかたちで症状がでてきます。

黒 4前歯が乳犬歯とのコンタクトを外れて萌出している

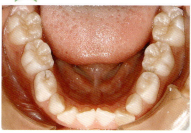

黒 4前歯が凸凹に並んでいる

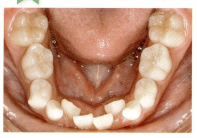

グレー 若干の捻転がある

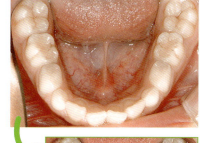

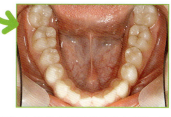

13歳時。中切歯の捻転がそのまま残ってしまっている。

グレー 最後に萌出した側切歯のスペースが不足している

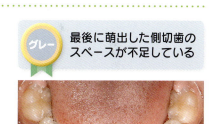

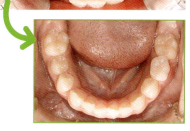

12歳時。スペースが不足していたので拡大床を用いて対応した。十分なスペースが得られ、叢生は改善している。

乳犬歯の脱落

萌出の異常　**スペース不足**
習癖　骨格性
原因不明

この時期に乳犬歯が脱落していると、いくら4前歯がきれいに並んでいても、側方歯がうまく並びません。

黒　片側の乳犬歯が脱落

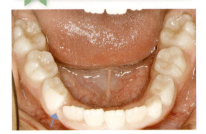

スペース不足のため C| が抜けてしまっている。一見きれいに4本の切歯が並んでいるように見えるが、必ず歯列不正になる。

黒　両側の乳犬歯が脱落

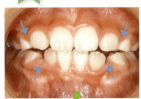 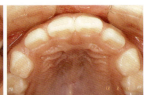 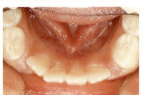

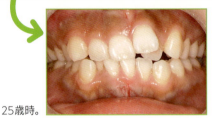

25歳時。

正中はズレていないため、見逃してしまいやすい。しかしスペース不足は顕著であり、そのまま放置すると大変なことになる。

グレー　側切歯のスペースがなく、乳犬歯が抜けそう

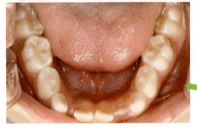 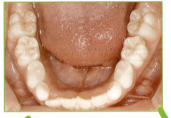 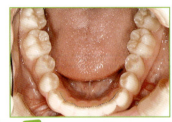

拡大床を使用してスペース不足の改善を行い、C| の脱落を防いだ。

13歳時。叢生はなく、きれいに並んでいる。保定のためのワイヤーが前歯部に接着してある。

切歯の逆被蓋

萌出の異常　スペース不足
習癖　骨格性
原因不明

上下切歯交換期に萌出の位置や方向が悪いと、逆被蓋になってしまうことがあります。

黒　側切歯が完全に逆被蓋

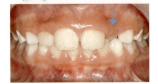

自然に改善することはない。

黒　下顎4前歯が完全に逆被蓋で、反対咬合

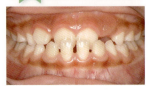

このまま反対咬合になってしまい、骨格性に移行する可能性もある。

グレー　中切歯が逆に交叉しそう

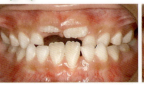 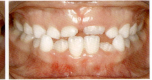

どちらの症例も、正常になるか反対になるかぎりぎりのところである。

開咬・上顎前突

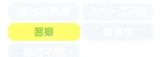

この時期には上下の4前歯が咬合していなければなりません。開咬や上顎前歯が前突している場合には、何らかの習癖があります。発音や嚥下のしかたをみて、舌が出ていないかを診査します。

 指しゃぶりから連鎖した舌突出癖あり

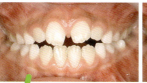

舌突出癖。

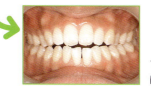

18歳時。完全な開咬になってしまった。

 下口唇の巻き込み癖あり 口唇閉鎖が困難

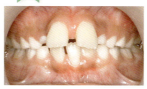

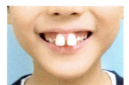

このままでは上顎前突になる。

 口呼吸で口唇閉鎖力が弱い

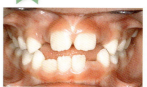

口呼吸していて舌突出癖もあるため、このまま開咬になる。

 下口唇の巻き込み癖が出てきた 口唇閉鎖は可能

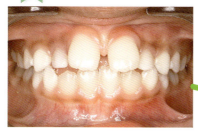

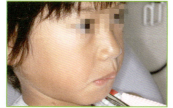

口唇の閉鎖はできるので、この癖を止めることができれば自然に改善する可能性がある。口唇閉鎖ができないほど前突し、舌突出癖も出ていれば、改善はかなり困難になる。

正中の不一致

上下の正中に注目するとズレている場合には、スペース不足や習癖があると考えられます。

 乳犬歯の片側脱落による正中のズレ

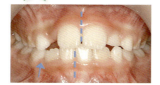

乳犬歯の片側脱落が起こると正中がズレてしまい、自然に改善することはない。

 習癖による下顎全体のズレ

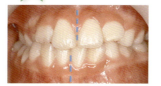

頬杖で下顎が右側に偏位している。

 スペース不足による若干のズレ

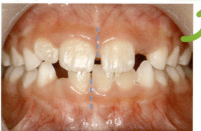

13歳時。拡大床を使用してスペース不足を改善し、正中が一致している。

Stage 4

側方歯交換期
[9〜12歳頃]

上下切歯交換期の後、約2年間は永久歯への交換は起こりません。保護者の歯並びへの関心も一時的になくなりますが、上下切歯交換期に積み残した問題がこの側方歯交換期に顕著に現れてきます。犬歯と臼歯の交換が始まると歯列はいっそう乱れてきます。

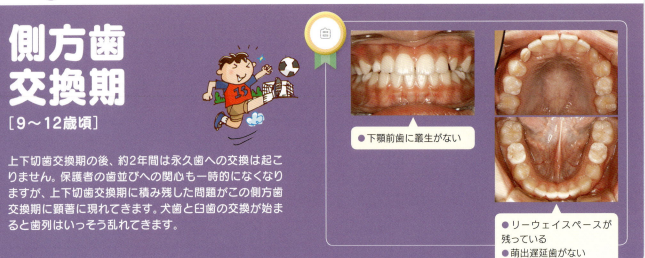

- 下顎前歯に叢生がない
- リーウェイスペースが残っている
- 萌出遅延歯がない

側方歯交換期にみられる不正咬合の芽

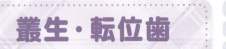

萌出の異常	**スペース不足**
習癖	骨格性
原因不明	

乳犬歯の早期脱落により、側方歯の萌出スペースが不足してしまうことがあります。また、小臼歯の萌出の遅れによって、それら側方歯が並ぶスペースがなくなってしまうこともあります。

黒 両側ともリーウェイスペース不足

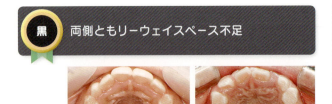

グレー 犬歯の萌出スペースがわずかに不足

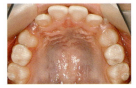

Eの交換時に生まれるスペースで改善する可能性がある。

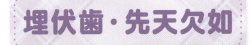

萌出の異常	スペース不足
習癖	骨格性
原因不明	

永久歯が埋伏していたり、先天欠如で萌出しないことがあります。あまりにも左右で萌出状況に差がある場合には、エックス線写真撮影を行って調べてみる必要があります。

黒 完全に埋伏

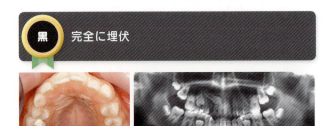

3|が完全に埋伏。自然萌出の気配はなく、開窓して矯正的に萌出させる必要がある。

黒 先天欠如歯がある

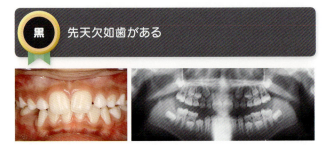

上顎両側切歯が先天欠如しており、萌出してこない。

Stage 5

第二大臼歯萌出期
[11～13歳頃]

ここで永久歯列が完成となりますが、この時点で歯列や咬合に問題があれば、矯正専門医の治療が必要となります。せっかくここまで正常だった子どもに起こるのは第二大臼歯の鋏状咬合です。初期の段階で見つければ改善しやすいので、気を抜かずに最後までしっかりチェックしましょう。

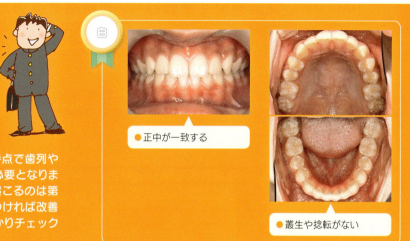

- 正中が一致する
- 叢生や捻転がない

第二大臼歯萌出期にみられる不正咬合の芽

鋏状咬合（はさみ）

萌出の異常 / **スペース不足** / 習癖 / 骨格性 / 原因不明

第二大臼歯が鋏状咬合になってしまうことがあります。鋏状咬合のまま成人になると、食片圧入や歯周疾患などの問題を起こすことになります。

黒　完全な鋏状咬合

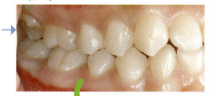

自然な改善は望めない。すぐに下顎にスプリントを装着して対応した。*
14歳時。

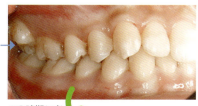
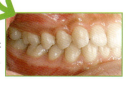

この時期に必ず改善しておく必要がある。
15歳時。対応が早ければ容易に改善可能。

グレー　若干の捻転がある

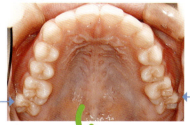

7|7 が頬側に傾斜している。
17歳時。そのまま改善していない。

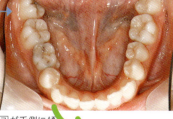
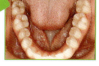

7| が舌側に傾斜している。
22歳時。矯正治療により改善した。

 DH POINT　歯列の治療に迷いが見られるとき

　保護者やお子さんが治療を始めることを迷っているようでしたら、今までの治療例をご覧いただき、その有効性をお知らせします。無理に始めてもうまくいきませんので、治療を始める時期に制限のあることをお知らせしながら、やる気になるのを待ちます。

　当院で使用する装置の多くは可撤式ですので、装着は自宅にいるときだけであることを伝え、学校には着けて行かないことを説明すると子どもたちは安心するようです。間違ったことを伝えてはいけませんが、マイナスのイメージを持たせることは避けて話すようにしています。

*詳細は文献1のP.145-149を参照。

DH POINT 経過観察をするなら、問題点と改善方法を伝えておく

　異常の芽が見つかったときには、問題点をあらかじめ伝えながら、どのような改善方法があるかを示しておいて、過度の心配を与えることのないように注意をしています。そして、治療開始の時期をあらかじめお知らせしておくことによって、スムーズに治療に入ることができます。

　スペース不足に対しては、よく「硬いものを嚙ませるとよいですか？」という質問を受けますが、院長からは「あまり変わらない」と言われており、大人になってから咬合力が強くなりすぎても困ることも多いのであまり積極的には勧めていません。

症例9

DATA 初診時1歳、女子

ご両親が当院の患者さんで、1歳から通院。始めはお母さんの膝の上でできる範囲での健診を受けていたが、少しずつできることが多くなり、3歳頃から一人で座れるようになった。

乳歯列期（3歳11ヵ月）

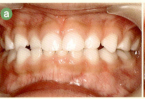
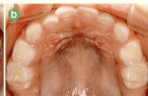
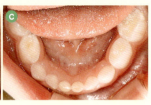

4歳になる少し前に初めて口腔内写真を撮影したが、$\frac{C|B}{C|B}$が交叉咬合になっており、正中もズレていた。閉鎖型の乳歯列で、この段階で将来的にスペース不足となる可能性があり、グレーの状態と判断できるが、年齢的にも何もできる状態ではない。問題点だけを保護者に説明し、現状ではう蝕予防に主眼をおくことにした。

乳歯列期（5歳1ヵ月）

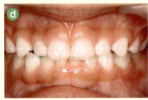
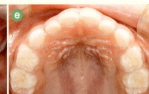
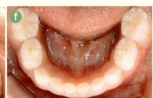

5歳になってもあまり状態は変わらず、交叉咬合については「上下の歯が交換するときに改善する」という方針が院長より伝えられた。スペース不足については、ようすを見ながら拡大床の必要性を説明しておく。

上下切歯交換期（6歳5ヵ月）

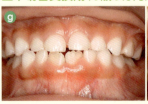
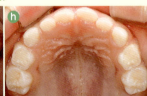
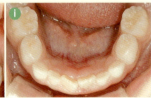

6歳になり、下顎中切歯が萌出してきたが、捻転しており、スペース不足が明らかになった。拡大床が必要となったが、院長より交叉咬合の改善の必要もあるので、下顎側切歯が萌出してから始めることになった。

上下切歯交換期（7歳5ヵ月）

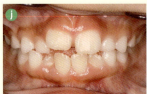
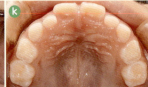
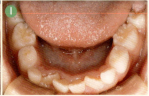

7歳になり、下顎側切歯が萌出してきたため、拡大床によるスペース不足の改善と正常被蓋への誘導を行うことになった。

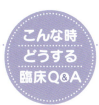

こんな時どうする 臨床Q&A

Q 保護者からの歯並び相談はどのようにアドバイスしたらいいでしょうか?

A 保護者は自分の子どもの歯並びが「今の状態で正常なのか、異常なのか」を知りたがっています。これまで多くの子どもたちの成長発育をみてきて、正常な永久歯列になる成長発育過程があることがわかってきました。そのような視点で子どもたちの成長発育をみてきた研究が今まであまりされていなかったので、その知識のある歯科医師が少ないのも事実です。

そこで、本書の付録のような正常な成長発育の例を見せながら、お子さんの状態のどこが違っているかを指摘すれば保護者も理解しやすいのではないでしょうか。それが理解できると、「今後どのように改善すれば良いか」という質問が出てきます。成長の段階で異常のあったものが自然に改善することは稀です。そのため、ほとんどの場合、その段階で改善しておいたほうが良いのですが、それが自院でできる状態なのか、矯正専門医に紹介しなければならない状態なのかを判断するのは歯科医師の仕事になると思います。自院でどの程度まで咬合育成や矯正治療の治療を行っているかでその対応は変わってくるでしょう。

異常になる原因のほとんどは、P.57〜63にもあるように「萌出の異常」「スペース不足」「習癖」「遺伝などによる骨格性」の4つですので、その原因がわかれば、より適切なアドバイスができるようになるのではないでしょうか。

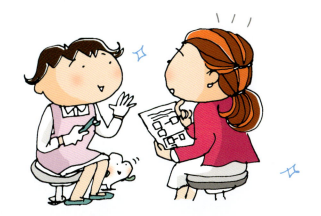

Q 習癖がある場合、保護者へはどのように指導すればいいですか?

A 健全な歯列咬合は、口腔内の諸組織が正常に機能してこそ維持されていきます。そのため、習癖があった場合には早い段階で指摘し改善させなければなりません。ほとんどの保護者は、子どものしゃべり方や食べ方、飲み込み方がなんとなくおかしいと感じていても、具体的にどこがどのように悪いのかはわかりません。それをわかりやすく説明できるのが専門家としての所以でしょう。

習癖は無意識のうちに行われていることです。自然に改善させるような装置があれば使用したいものですが、残念ながらあまりありません。舌突出癖を改善させる舌シールドなど数少ない有効な装置もありますが、習癖にはさまざまなものがあり、ほとんどの場合、装置だけでは改善できず、筋機能訓練が必要になります。筋機能訓練には、口唇閉鎖のための口輪筋の訓練や低位舌改善のための舌の挙上訓練などがありますが、これらは来院時だけでなく、自宅での地道な訓練も必要です。

しかし、これらの訓練は保護者の協力なしでの達成は難しく、その成果が出なければ挫折してしまうことも多いと思います。そのため、子どもや保護者のモチベーションを高めるには訓練の成果をしっかり示すことだと思います。

たとえば、口輪筋の力が強くなっているかどうかを、りっぷるくん**(図13)** などの数字で示したり、舌の挙上力をガムトレーニングで評価するなど、その成果を評価する方法がなければ訓練のしかたを指導しても、やり甲斐もなくなってしまいます。

当院でも歯科衛生士が筋機能訓練をがんばって行っていますが、同じような問題を抱えています。筋機能訓練は、目標をどこに設定するかも曖昧で漠然と行いがちです。その子どものどこに問題があり、どのような訓練が必要で、訓練の成果をどのように評価するか基準を持ち、示すことが大切です。そして今日行った筋機能訓練がその子にとってどんな意味があったのかを自問自答し、意味のある訓練を心がければ、子どもにも保護者にも伝わるのではないでしょうか。

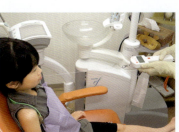

図13 りっぷるくん（松風）
口唇閉鎖の習慣ができているかを数値で表すもので、子どもたちにもわかりやすい。

Q 「甘えん坊の患者さん」を作ってしまい、悩んでいます。

「甘えん坊の患者さん」というのはとても良いです。当院ではどの子も皆「甘えん坊の患者さん」のような気がします。"ブラッシングもしっかり自分でできるように早く自立させないといけない"という考え方もありますが、いつもこちらを頼りにしてもらうほうが筆者としては嬉しく思います。

なかなか治療をさせてくれず、う蝕治療が上手くできないこともありますよね。大昔はネットに入れて治療を行うこともありましたが、今ではそんなことはしていません。

保護者の膝の上で治療を受けるなどという子どももいますが、いつまでもそれが続くわけではありません。子どもが納得するまで好きなようにさせて治療に慣れさせること、泣かせないことを大切にし、その日にできたことをみんなで褒めていくということを続けていけば、必ず上手く治療ができるようになっていきます。

たしかに、その時点でのう蝕処置の完成度は低くなってしまいますが、子どもと歯科医院の関係が壊れないようにすることがもっとも重要です。それを保護者には納得していただき、できるようになってからしっかり治療をするというような対応をしています。

そういうお子さんのほうが大きくなっても来院し続けてくれることが多く、大人になっても医院の中では子ども扱いしたりして、そういう関係を筆者は楽しんでいます。「どんなに泣き叫んでも治療を優先してほしい」という保護者もいますが、緊急性がないのであれば筆者はお断りしています。

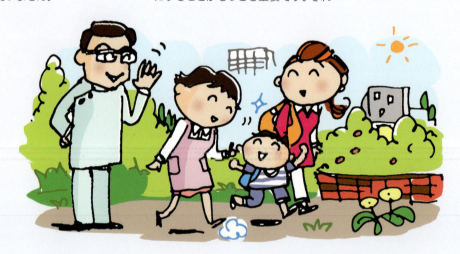

〈参考文献〉
1．須貝昭弘．ホームドクターによる子どもたちを健全歯列に導くためのコツ．東京：クインテッセンス出版，2015．

Case Report
ゆるメンテの実際

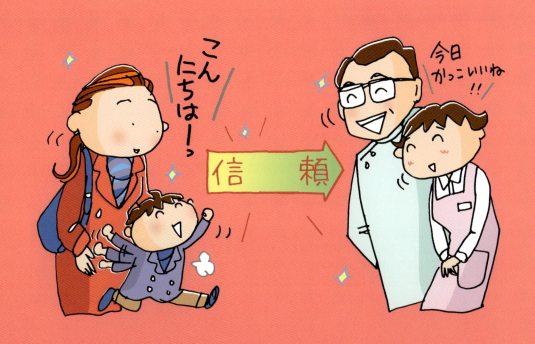

Case Report
須貝流ゆるメンテ大公開

これまで紹介したルール、方法、考え方などに基づき、実際にどのようなメインテナンスを行っているのか、歯科衛生士カルテとともに症例を通して見ていきましょう。

> **DATA**
> - 年齢・性別：初診時1歳半、男児
> - 性格：真面目でこだわりが強い
> - 来院間隔：拡大床矯正を始めるまでは4ヵ月おき、以降は2ヵ月おき
> - ほか：2人兄弟の弟。兄にくらべて活発な印象がある。母親は少し心配性である。

初診時（1歳半） はじめは、お母さんの膝上で

TIME TABLE　TOTAL：20分
- お話 10分
- ブラッシング、口腔内を触る練習 5分
- お話 3分
- 歯科医師による口腔内チェック 2分

1～2歳の頃はできることが少ないため、20分程度で終了。兄弟一緒にアポを取り、先に兄の診療のようすを見てもらっている。

4歳年上のお兄さんが当院の患者であったため小さい時から一緒に診療室には来ていましたが、母親からの「むし歯がないかどうか心配」という相談をきっかけに、診療を開始しました。はじめは母親と一緒に座らないとユニットに上がれないという状態でしたが、まったく知らない環境ではないので、母親の膝上であれば、歯ブラシの練習などは問題なくできました。

母親は、「家では兄に負けないようにがんばっていますが、こういうところではダメですね」と苦笑いしていましたが、たとえ一緒であっても、ちゃんとユニットに上がれたことをとにかく褒め、はげましました。

最後にフッ化物塗布ができるかどうかが問題になりやすいですが、隣でお兄さんに歯ブラシでつけるところを見せると、同じように真似をして、塗布することができました。

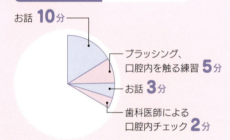

母親の膝上では、安心して余裕のある感じが見受けられた。

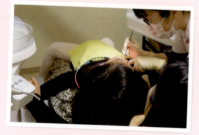

須貝流　無理強いはNG！　処置より関係づくりに時間をかける

多くの子どもが、乳歯列が完成する前の2～3歳の間頃から来院しはじめます。はじめは「歯科医院に慣れてもらう」ことが一番の目的で、保護者の膝上で治療を受けるのが一般的です。

まずは泣かさないことを大切にしていますが、はじめから泣いてしまう子どもも、来院のたびに嫌なことをされなければ必ず泣かなくなる時がくるのでその時を気長に待つことが大事です。とにかく基本は「嫌がることはやらない」「できることを少しずつ増やしていく」という方針で進めています。

子どもの口腔内に不安を感じている保護者からの質問に答えることも大切で、食育などの話をすることにもなります。そのため、処置を行う時間よりも話をする時間のほうが長くなってしまうのは必然的です。

フッ化物塗布では、はじめからトレーの使用ができる子は稀であるため、当院ではほとんどの場合、ブラッシング、フロッシング時にフッ化物で磨いています。P.24で紹介したようにフッ化物ムースのさまざまなフレーバーを取り揃えているので、好きな味を選ばせるという遊び感覚を持たせることで問題なく進むことが多いです。また、ポリッシングの練習ではコントラにブラシをつけて口腔内に入れる練習をしています。

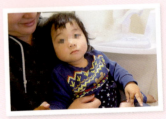

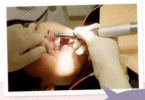

ポリッシングの練習もバッチリ！

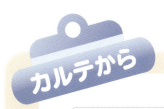

初めてできたことには、拍手をしながら「スゴイね！ エライね！」と笑顔で褒めるようにしています。本人はそのようにキョトンとしていましたが、楽しい雰囲気がわかると笑顔になってくれました。

「外面がいいんですよ〜」とお母さんもおっしゃっていましたが、私たちの前だと、緊張して口を開けてくれることが多いです。まずは自分で歯ブラシを持ってもらい、「歯を磨かせてくれる？」と聞き、頷いたらブラッシングをします。できない場合は、お母さんに協力してもらい、磨いてもらっています。

「むし歯が心配です」とおっしゃった時や、カリエスリスクが高いと感じた時に、普段のおやつのようすを聞いています。ステファンカーブについてはグラフを用いて、キシリトールについては非発酵性で、ミュータンス菌を抑制することを説明しました。お母さんはう蝕の原因に、納得されたようすでした。

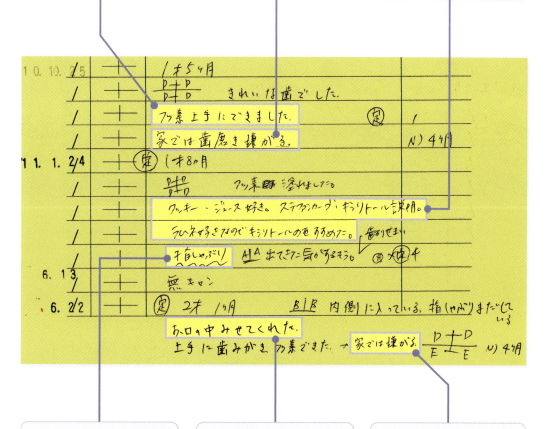

「ほかに気になるところはないですか？」とお聞きした際に、指しゃぶりの話がでました。成長するにつれ自然に止めることが多いため、子どもの精神的な安定を優先させ、この時点では指導せず、お母さんの不安を軽くするためにお話をお聞きしました。

来院を重ねるうちに、自ら口腔内を見せてくれるようになりました。「口の中をみてもらうのは怖くない・褒めてもらえる」ということが徐々にわかるようになると、得意気に見せてくれるお子さんも多いです。

「家では嫌がる」ということを気にされていましたが、この頃は永久歯をう蝕にしないための準備期間だと思っています。お母さんにはがんばりすぎないよう、「たとえ、むし歯になったとしても治療をすれば大丈夫です」と伝えました。当院では子育て中のママDHもいるので、嫌がる子にどう接したか体験談を参考に、「同調すること」を意識しています。

DH POINT 共有すべき情報の見極め

　当院は担当性ではないため、誰がいつ見てもスムーズに診療が進められるように、カルテ上で情報を共有しています。年齢をはじめ、どのような施術をしたか、保護者から受けた質問、口腔内の注意点については必ず記します。

　また、話題づくりのためにも、何が好きか（例：車、電車、キャラクター、色、服装など）、学校でどんなことがあったか、どのような話をしたかも書き残すようにしています。

　注意すべき点などの確認は、前日や当日の朝、時間がある時にチェックし、前回のメインテナンス内容については診療中にみます。特に注意が必要なお子さんについては歯科衛生士同士が口頭で伝え合うようにしています。

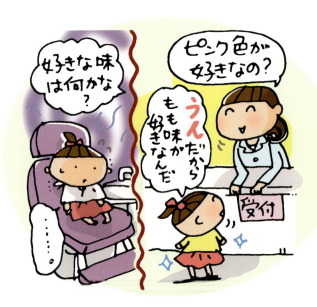

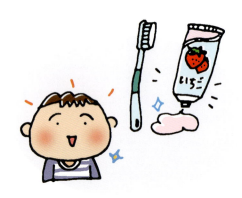

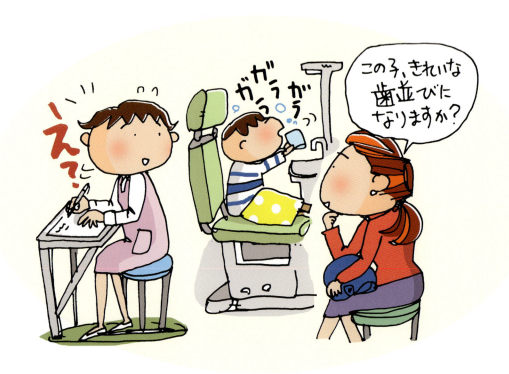

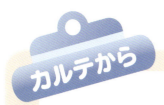

指しゃぶり、歯ぎしりに関しては、自然に止めることが多いので、引き続き気にしないように話しました。

ミラーやバキューム、ライトなど使用する器具は一つひとつ説明し、痛みがないこと、怖くないことを理解してもらったうえで口腔内に入れています。たとえばミラーであれば、「お口の中がよく見えるように、鏡で見ていい？」と話しています。

チョコレートが大好きとのことで、ダラダラ食べず、食べる時間を決めるよう指導しました。

さまざまなフレーバーのフッ化物ムースを用意しているため、その時々で、何味のものを使用したかを記録しています。

乳臼歯の裂溝が深く、甘いものをよく食べるとのことで、低年齢ということもあり、歯科医師がシーラントを選択しました。

口呼吸のため、唾液による自浄作用が弱まり、さらに普段飲んでいるお茶などの原因からステインが確認されました。

リスクが高いため、フロスの使用をすすめました。お母さんは「やったほうが良いのはわかっているけれど時間がない、本人が痛がる」とのことで、反応はあまりよくありませんでした。

お母さんがおやつについて心配されていたため、普段どう与えているのか、買い置きしているのかを伺うと、いつでもおやつが食べられる状態とのことでした。そこで、何か一つでもできそうなことを一緒に考え、「おやつの時間を決める」ということになりました。

乳歯列期（4歳）　一人でチェアも！撮影も！

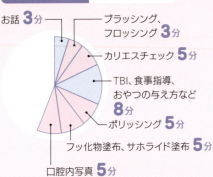

TIME TABLE　TOTAL：34分
- お話 3分
- ブラッシング、フロッシング 3分
- カリエスチェック 5分
- TBI、食事指導、おやつの与え方など 8分
- ポリッシング 5分
- フッ化物塗布、サホライド塗布 5分
- 口腔内写真 5分

乳歯列の時期は30分程度で終えるようにしている。毎回ではないが、口腔内写真の撮影があると指導に時間がかかり多少オーバーすることも。

当院では4ヵ月に一度のペースで定期健診を行っていますが、4歳になった9回目の定期健診でやっと一人でユニットに座れるようになりました。はじめのお話では、甘いものを好んで食べるため、う蝕が心配ということでしたが、「お口の中はいつもきれいなので、心配せず、4ヵ月に一度必ず来院していれば大丈夫ですよ」とお伝えしました。

また、口腔内写真撮影は基本的に1年に1回程度行っていますが、この時初めて撮影できるようになりました。乳歯列が閉鎖型なので将来的にスペース不足になる可能性があることを母親に説明しました。お兄さんが拡大床を入れているため、受け入れてくれたようでした。

最後のフッ化物塗布ではイチゴ味のムースを自分でトレーに入れてくれるなど次第にできることが多くなってきて、メインテナンスにかかる時間も増えてきました。当院では、歯ブラシでフッ化物を塗布している頃から「大きくなったらトレーでできるようになるよ」と話しており、毎回本人にどうするか聞いています。「できるかも」という意思がみられたら、トレーに切り替え、一緒に成長を喜ぶようにしています。

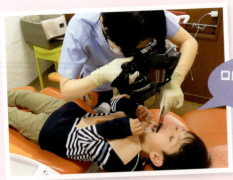

口腔内写真撮影ができた！

4歳6ヵ月

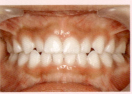
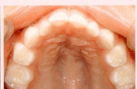
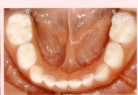

閉鎖型乳歯列で、将来スペース不足になる可能性は高い。

須貝流　う蝕チェックは徹底的に

この頃も、まずは雑談からはじめ、家庭でのブラッシングのチェック後にブラッシング指導を行います。その後Dファインダーを用いて臼歯部の小窩裂溝のう蝕の診査をします。

歯面清掃は、歯がきれいになることを実感してもらい、のちに行うフッ化物塗布を確実に歯面に作用させるため、子どもにも成人と同じようにフッ化物入りの歯面研磨剤を用いてPMTCを行っています。この時、汚れた歯面の下にう蝕が隠れていることがあるため視診での確認も行います。う蝕の不安があれば、歯科医師に確認を求めましょう。フッ化物塗布後、最後に臼歯部の隣接面にサホフロスを行います。

保護者が診療室に一緒に入る場合、その都度説明を行いますが、子どもが慣れてくると待合室で待っているので、終了後に待合室で説明します。口腔内写真を撮影していれば、写真を見せながら説明をします。

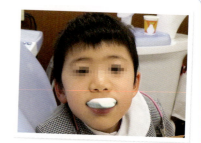

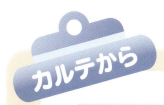

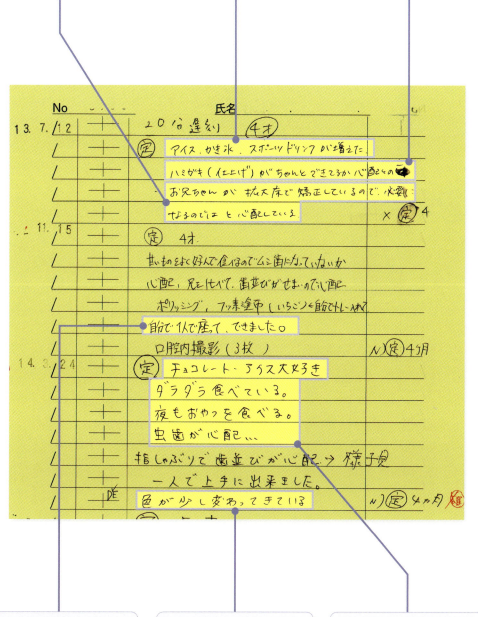

- 拡大床矯正について心配されていたため、「このまま顎が広がらなければ拡大床を必要とするかもしれません」とお伝えしました。

- お兄さんの影響もあり、甘いものを食べることが増えたとのことでした。引き続き、食べる時間の指導を行いました。

- 仕上げ磨きの心配をされていたので、「仕上げ磨きはできていますよ。定期的に来院いただき、チェックしているので安心してください」とお伝えしました。

- 一人で座れた時には、「すごーい！一人で座れたの?! お兄ちゃんになったんだね!!」とたくさん褒めるようにしています。本人は自慢気にしていました。

- 隣接面う蝕の疑いがありましたが、まだ初期のため、ようすをみることにしました。

- 引き続き、食べる時間を決めるよう指導をしました。

混合歯列期（5歳）歯の生え変わりとともに拡大床矯正開始

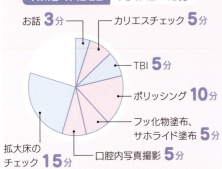

TIME TABLE　TOTAL：48分
- お話 3分
- カリエスチェック 5分
- TBI 5分
- ポリッシング 10分
- フッ化物塗布、サホライド塗布 5分
- 口腔内写真撮影 5分
- 拡大床のチェック 15分

混合歯列期は45分程度。拡大床を装着している場合は装置のチェックに15分程度時間を要するため、60分としている。

やがて6歳臼歯の萌出や上下前切歯の交換が始まる頃になると、スペース不足は明らかになってきました。まだ5歳でしたが永久歯への交換が早く始まったため、拡大床を装着することになりました。お兄さんも拡大床を使用していたので、本人もやる気満々でスムーズに治療に入れました。

装置のお手入れについては、何もつけないブラシで、お湯ではなく水かぬるま湯で洗うこと、ネジ部分は特に汚れやすいのでよく洗うこと、不使用時は洗浄剤につけることを歯科衛生士から指導しました。

拡大床を装着する子どもたちの来院は2ヵ月おきとなり、通常の倍のペースでチェックすることになります。定期健診では拡大床のチェックとともに6歳臼歯を含め永久歯のう蝕は確実に予防しなければならないので、より注意して診査を行います。

幼稚園検診で「う蝕あり」との診断を受けたと母親から相談がありましたが、乳臼歯間隣接面に行ったサホライドによる変色で、う蝕ではありませんでした。

動揺のあった前歯については「抜きたくない」と希望されていましたが、歯科衛生士が「先生に抜いてもらったほうが痛くないよ」と説明し、表面麻酔をした後、ガーゼで覆って手で抜きました。

現在8歳となり拡大床の装着は続いていますが、今のところう蝕の経験もなく無事に過ごしています。

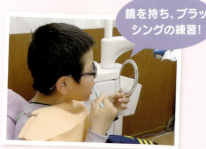

鏡を持ち、ブラッシングの練習！

8歳現在のようす。どうしたら汚れを落とせるか自分で考えてもらう。

6歳2ヵ月

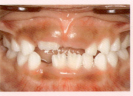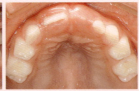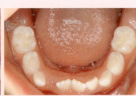

歯列の拡大は進んでいるが、上下4前歯が排列するスペースはまだ不足している。

8歳4ヵ月

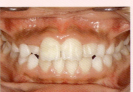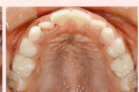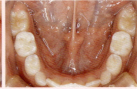

上下4前歯がぎりぎり並ぶまで拡大してきた。もう少し続けていく。

須貝流　6歳臼歯の管理と乳歯の隣接面う蝕に注意

混合歯列期で一番気をつけなければならないのは6歳臼歯の管理です。萌出してきた6歳臼歯の咬合面小窩裂溝や頬面溝の深さを確認します。リスクが高いようであれば、早めにシーラント処置を行います。

次に注意しなければならないのは乳歯の隣接面う蝕です。交換期を迎えた乳歯は動揺を始めます。成人でも歯周疾患で歯が動揺してくると、食片圧入が起こりやすくなったり噛みにくくなりますが、子どもの乳歯でも同じです。そのため、乳歯列の時よりも隣接面う蝕になりやすくなるので、サホフロスを用いながら注意して診ていきます。

また、永久歯のエナメル質にフッ化物が一番取り込まれるのは、萌出直後だと言われています。そのためフッ化物塗布の際は、より取り込まれやすいよう混合歯列期に萌出してくる永久歯の歯面を十分きれいに清掃したうえで塗布するようにしています。

この頃には、子どもたちも歯科医院に十分慣れているので、しっかりとブラッシング指導を行い、本人がきれいに磨けるようにしていきます。

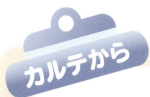

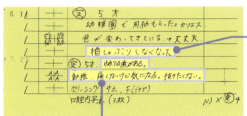

成長過程で、指しゃぶりを止めたため「指しゃぶりしなくなったんだね、お兄ちゃんになったね！」と褒めました。

動揺歯については、食事のたびに気にするとのことでしたが、本人は「怖いから抜かないでほしい」と希望しました。

前歯が抜けた状態での拡大床矯正は可能なのか心配されていましたので、影響がないことをお伝えし、治療に移行しました。

痛いまま放置しておくより、抜いたほうが良いとし、「先生は痛くないように優しくしてくれるよ～。やってみようよ！」と本人に伝えました。はじめは「どうしよう、どうしよう」と迷っていましたが、最後には決断してくれました。

「幼稚園検診でむし歯があると言われた」とのことで心配されていましたが、サホライドによる変色だったようで、「大丈夫です」とお伝えしました。

注射が嫌いなため、麻酔は希望されませんでした。かなり動揺していたため、痛みもなく抜け、本人も「え？もう抜けたの？」とビックリしていました。

健診の際に、最近の出来事をこちらから聞くようにしています。

お母さんは自分で管理してほしく、本人に任せているようでした。ネジ部分に汚れ等が付着しやすいので、注意して磨くよう繰り返し伝えています。

おわりに

　保護者が子どもたちを小さい頃から定期的に歯科医院に通院させるということは、かなり一般的になってきました。しかし、その結果として子どもたちの口腔内にう蝕のないきれいな永久歯列を完成させなければ意味がなく、何のために定期健診に通ってもらっているのかわからなくなります。最近、テレビなどのメディアに出る若い人たちの歯列は以前よりかなり良くなってきており、その成果が上がってきているのではないかと思います。一方で、その恩恵を受けられなかった子どもたちもまだまだ多くいて、これも一つの健康格差といえるのではないでしょうか。その原因が歯科医院側にあるとすれば大きな問題です。

　最近では、多くの自治体による小児医療費の助成があり、すべての子どもたちが適正な医療を受けられる環境が整ってきています。それを受け、どの歯科医院でも平均的なレベルの医療を提供できるようにならなければなりません。ほとんどの歯科医院で定期健診を担当するのは歯科衛生士が中心になり、その責任は重大です。当院のメインテナンスも完全ではありませんが、歯科衛生士の入れ替わりがあっても院内で平均的なレベルの医療を提供できるよう、院内勉強会や先輩歯科衛生士による指導を行い、少しずつレベルアップを図っています。

　今や、う蝕を多発するような子どもは少なくなり、以前ほど多くのことを細かく指導したり、管理したりする必要はなくなってきています。注意しなければならないポイントはそれほど多くないと思いますので、本書でどこを注意して診ていかなければならないかをおさえ、しっかり指導していけば上達も早くなると思います。

　今後も、う蝕の減少傾向は続いていくことでしょう。その中でかかりつけ歯科医に求められるものが歯列咬合の管理へと変わっていくことは間違いありません。「歯列咬合」というと形態のように思われがちですが、口腔やその周囲の機能がしっかりしていなければ、正常な歯列咬合は維持できません。

　超高齢社会の中で、最期まで口から食べることの大切さが注目されており、その摂食嚥下の部分を歯科が受け持つように求められてきています。正常な摂食嚥下機能や習慣は子どもの頃に獲得され、人生の最期まで続いていきます。これまで、そのことに注目し、子どもたちに正常な摂食嚥下の機能を身につけさせることに力を注いできた歯科医院はあまり多くはありませんでしたが、今後はすべての歯科医院が積極的にかかわる必要が出てくると思います。歯や歯列の形態ばかりに目を向けるのではなく、口腔を通して行われる発音、呼吸、咀嚼、嚥下などの機能に注目していかなければなりません。

　歯科衛生士が学ばなければならないことは数多くありますが、子どもたちの定期健診を受け持つのであれば、う蝕予防や歯列咬合の知識とともに、摂食嚥下を含めた口腔の機能について正確で具体的なアドバイスができるようになることが求められてくると思います。

須貝歯科医院　須貝昭弘

索 引

あ行

アイオノマーセメント	32、35
MFT	59、61

か行

開咬（オープンバイト）	59、60、62、65、69
拡大床矯正	76、81
下口唇の巻き込み癖	59、69
ガムトレーニング	62、73
カリエスフリー	13、16、45、47
口角鉤	23、63
口腔機能	48、61
骨格性（遺伝）	56、63

さ行

再石灰化	26、35、40、41
サブカルテ	56
サホフロス	38、41、80、82
サホライド液	20、42
仕上げ磨き	21、45、49、50、81
シーラント	12、19、21、27、29、32
	46、47、79
歯科衛生士カルテ（DHカルテ）	20、22、45、76
視診	13、26、36、43、80
習癖	46、56、59、73
小窩裂溝	26、32、36、48、80、82
上顎前突	59、61、62、69
上下切歯交換期	52、54、60、65、67
初期う蝕	26、36、41、48
スーパーボンド	29、32、36
スクリーニング	26、30、37、48、52、56、64
スペース不足	17、54、58、64、80
正常咬合	52、54、56
正常像	40、52、53、54、56
正中の不一致	65、69
成長過程	22、52、83
切歯の逆被蓋	68
舌シールド（タングスパイク）	60
舌突出癖	59、65、69、73
先天欠如	70
叢生	23、36、55、58、64、67
側方歯交換期	52、58、70

た行

第一大臼歯萌出期	52、66
大臼歯の潜り込み	66
第二大臼歯萌出期	52、71
Dファインダー	12、21、30、45、48、80
定期健診	9、19、24、41、48、80、82
定期検診	9
転位歯	70
デンタルフロス	37

な行

乳犬歯の脱落	58、68
乳歯列期	52、58、64、80

は行

バイトウィング像	40
バイトウィング法	37、39、43
鋏状咬合	57、71
反対咬合	63、65、68
hidden caries（隠れう蝕）	13
風船トレーニング	62
不正咬合の芽	64
フッ化物	20、41、49、76
── 塗布	10、21、76
── ムース	15、24、49、76
閉鎖型乳歯列	64、80
萌出の異常	57、73

ま行

埋伏歯	70
水飲みテスト	63

や行

指しゃぶり	60、65、69、77、79、83
ゆるメンテ	76

ら行

隣接面	20、41、45、49、80
── う蝕	26、36、40、44、48、82
裂溝形態	27、48
裂溝内部	26、30、35

クインテッセンス出版の書籍・雑誌は、歯学書専用通販サイト『歯学書.COM』にてご購入いただけます。

PC からのアクセスは…

歯学書 検索

携帯電話からのアクセスは…
QR コードからモバイルサイトへ

[著者略歴]

須貝昭弘　（すがい　あきひろ）

1957年　愛知県生まれ
1982年　九州歯科大学卒業
1988年　神奈川県川崎市にて須貝歯科医院を開業
現在に至る

＜所属学会＞
日本小児歯科学会
日本歯周病学会

＜所属スタディグループ＞
火曜会
臨床歯科を語る会

＜須貝歯科医院ホームページ＞
http://hawaiikai.jp/

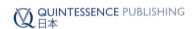

子どもたちの歯と歯列の成長を守るメインテナンス術
ゆるやかな指導で結果を出せる精度の高いリスク管理

2018年8月10日　第1版第1刷発行

著　者　須貝昭弘

発　行　人　北峯康充

発　行　所　クインテッセンス出版株式会社
　　　　　　東京都文京区本郷3丁目2番6号　〒113-0033
　　　　　　クイントハウスビル　電話(03)5842-2270(代表)
　　　　　　　　　　　　　　　　　(03)5842-2272(営業部)
　　　　　　　　　　　　　　　　　(03)5842-2278(編集部)
　　　　　　web page address　http://www.quint-j.co.jp/

印刷・製本　サン美術印刷株式会社

©2018　クインテッセンス出版株式会社　　　　　禁無断転載・複写
Printed in Japan　　　　　　　　　　　　　落丁本・乱丁本はお取り替えします
ISBN978-4-7812-0637-0　C3047　　　　　　定価はカバーに表示してあります

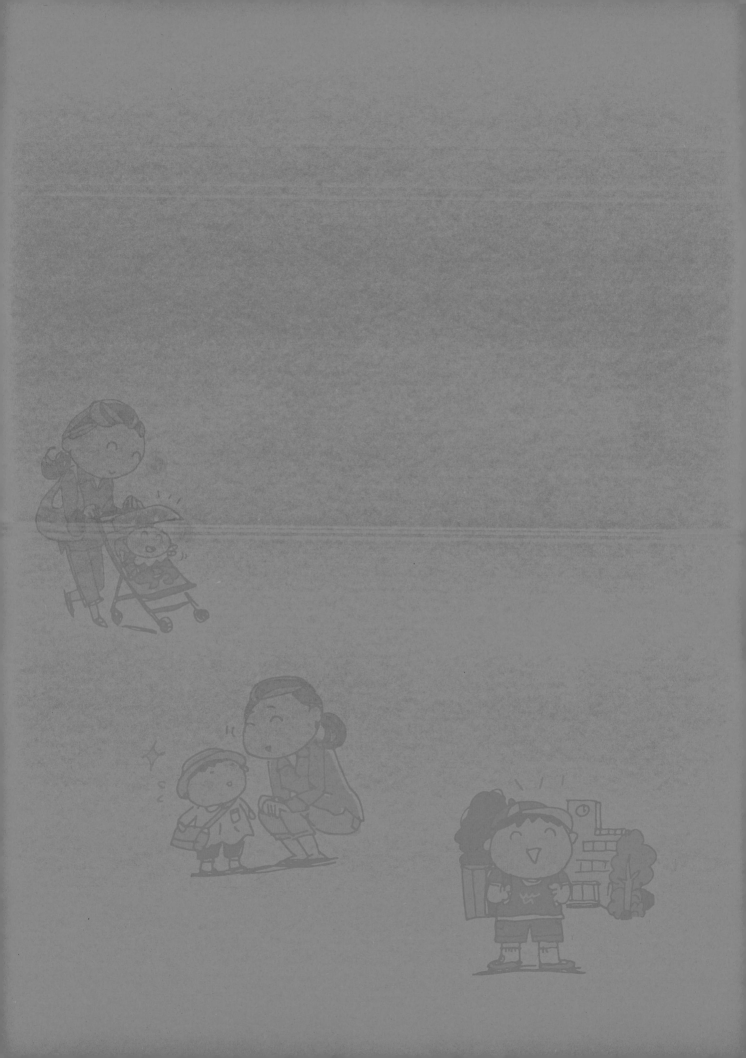